Zorana Matović

Ljubav, Yoga, Emocije

strah, panika, depresija, agorafobija

Zorana Matović
Ljubav, Joga, Emocije
strah, panika, depresija, agorafobija

Urednik
Ana Kotaraš

Izdavač
Dijamant
Beograd

Za izdavača
Ana Kotaraš

Fotografija
Ana Ilić

Lektura i Korektura
Ana Mihajlović

Grafičko uređenje
Dragan Lazarević

Štampa
Dijamantprint
Beograd

ISBN 978-86-89547-00-9

Hvala

Mojim roditeljima

Mlađan Kudra

Dragan Lončar

Vairagya Ranko Stoiljković

Georgij Nazarov

Vesna Danilovac

Svim mojim učiteljima širom sveta, ljudima koji su mi pomogli da realizujem ovu knjigu, prijateljima, porodici, kolegama i svima onima koji su zajedno sa mnom za sve ove godine prikazivali kroz pokret, šta drugo nego Emocije i bili moja snaga da istrajem.

Predgovor

Razmišljala sam dugo da li da napišem sve ovo ili da odustanem.

Vraćajući se kući jednog popodneva sa mojom bratanicom zanesena u svojim mislima ona je počela da peva "Sve je moguće ako zaista želiš i to od Srca".

Njene reči su me probudile jer nisam baš bila sigurna da li ponovo želim da prolazim kroz ovu priču. Znala sam da će uslediti mnoštvo pitanja i moje ponovo vraćanje na sve što je bilo. Opet sa druge strane bila sam sigurna da želim da ovo napišem kao motiv nekome sa istim ili sličnim problemom kome će to biti potrebno i kome će značiti kao što je meni nekada značila bila čija priča sa sličnom temom. Tražila sam makar jednu osobu koje je pobedila to, nisam je nikada upoznala osim u mojoj mašti i Mlađinim pričama, bilo je dovoljno.

Završila sam je u periodu mog života kada sam bila na velikoj prekretnici i svi mi tražimo pravi momenat ali taj momenat je baš upravo taj u kome je nešto stvoreno. Teško je samo suočavanje sa tim. Nije moj cilj da ovo napišem kao neku priču kojom bih rekla bilo je lako, lepo je to govoriti i treba i meni je bilo lakše uz pozitivne afirmacije koje su uvek dobro došle, ali bilo je preteško. Opet svima će biti lakše kada znaju da i to preteško može proći. Odustajala sam i ja hiljadu puta baš zbog toga jer bilo je zaista tako i to je u redu ali samo onda ako planirate da se ponovo vratite. Tražila sam svoju pozitivnu udicu za koju bi se zakačila onda kada je sve bilo mračno i ako nije postojala našla bih je u mojim snovima.

Pisala sam ovu knjigu duhovito, i ta moja osobina mi je pomogla u životu da se izborim sa svim problemima jer poenta i jeste u tome da obezvredimo ono što nas muči, tada ono gubi snagu i nestaje.

Za sve ove godine učila sam i samo učila tražeći način kako da prebrodim. Znam da će mnogi biti šokirani kada budu čitali ovu knjigu jer za mene niko nije verovao ni da sam senzibilna a kamoli da imam neke čudne fobije. Nikada nisam krila moju agorafobiju, samo kada bih pričala ljudi bi me gledali sa nevericom i onda sam prestala da pričam. Kada sam se vraćala mom poslu nisam nikome pričala jer nisam htela da imam "protekciju".

Ovo pišem za sve ljude sa sličnim problemima, ovo je moja istinita priča pisana za one koji u tim trenucima ostanu totalno sami a samo ljudi koji prodju kroz agorafobiju i slične probleme, znaju kakav je to osećaj. Kada ste nemoćni kada ne možete da pružite dva koraka, kada vas svi na ovom svetu ostave, meni je pomogla ljubav i bes.

Ne, onaj negativan, pozitivan, Velika je razlika. I kao takva kakva sam bila sa agorafobijom davala sam puno ljubavi i sreće, trudila se da mojim negativnim stanjem nikome ne pokvarim dan. Ne mora to biti agorafobija, to može biti bilo šta.

Sve što sam naučila mi je samo pomoglo i trudila sam se uvek da istaknem Yogu jer meni je lično mnogo pomogla zajedno sa svim ostalim. Napravila sam program Plesne Yoge, bio je to moj način da isplešem moju tugu. Jedan moj prijatelj mi je rekao: ",sve si ti super samo ta yoga ne znam", nije mu se baš dopala a onda je video deo Plesne Yoge i rekao: "kako je to lepo".

Bilo je isto samo sam je drugačije predstavila. Budite širokog pogleda u životu.

Jedna od najlepših veština sa kojima sam se srela je Yoga. Zahvalna sam i na svim novim veštinama koje sam naučila i koje bi mi znatno pomogle da sam ih znala pre. Kada svi kažu Ne, Vi ste jedini koji možete da kažete DA!, za sve što se nalazi u vašem srcu.

Niko nije savršen i ne postoje savršeni. Agorafobija mi je pomogla da to shvatim.

I hvala mojoj maloj bratanici Ružici Stojković koja me je podsetila na reči koje su mene vodila kroz život, Giuseppe Elia čoveku koji mi je bio velika podrška prilikom izdavanje ove knjige i Vesni Radomirović koja je svake noći bdela pored mog kreveta kada nisam imala snage ni da ustanem i pričala mi neke lepe reči koje sam jedva čula negde u daljini ali nikada ih nisam zaboravila.

Čovek uvek spoznaje i uči. Primetila sam ovog momenta dok pišem da sam napisala mnogo puta "Hvala" i shvatila koliko sam srećna jer imam toliko puno ljudi kojima bi se zahvalila a do juče sam malte ne sedela u sobi bez ikoga. Istrajte!

Svako dobro

Zorana Matović

I

RAZMAŽENA I PRASE KOJE MENJA ŽIVOT

O da, uvek sam bila velika kukavica da preuzmem kontrolu nad svojim životom i emocijama. Kontrola je definitivno bio faktor potpuno nepoznat za mene. I ne samo to, već i procenjivanje moje vrednosti od strane drugih osoba.

Pre mnogo godina čitala sam knjigu jedne divne žene. Ona nije bila poznata kao neke svetske zvezde, ali je uspela, zahvaljujući svojoj hrabrosti, mnogim ljudima da promeni život.

Na samom početku njene knjige rekla je kako joj je za to bilo potrebno mnogo hrabrosti i ja se veoma dobro sećam da sam se pitala: "Za šta joj je tu bila potrebna hrabrost, pa to je samo knjiga i to su samo reči?!" Ovog momenta mislim da znam o čemu je pričala, posebno što je moja priča bila mnogo drugačija od njene i što znam da će se mnogi iznenaditi čitajući je.

Odrasla sam u predgrađu kao jedino dete u porodici i još nisam maltene ni saznala kako ovaj svet funkcioniše, odmah su mi zalepili etiketu "razmažena". Nisam dugo znala šta to znači, ali znam samo da sam u svojim ranim godinama zbog te reči postala veoma nespretna (ispadale su mi stvari iz ruku kada god bi me neko značajan pogledao).

To je bilo prvo što sam upila iz spoljnog sveta, a zajedno sa tim došla je i krivica, jer koliko sam shvatila reč "razmažena" i nije bila baš pozitivna.

Spoljni svet mi se tada baš i nije svideo i moj spas je došao zajedno sa mojim prvim kompletom bajki. To je bio moj beg i pravo otkriće za mene, jer zahvaljujući njima naučila sam da čitam mnogo pre mojih vršnjaka. Princ je odigrao glavnu ulogu te moje velike motivacije za bajke. Blenula sam svako veče u te predivne slike i nikada mi nisu bile interesantne one mudre o vuku i ovci. Ja sam bila oduševljena uglavnom Pepeljugom, Snežanom i svim onim gde na kraju stiže ON da je spase. Mislim da bih sada, sa ove tačke gledišta, zabranila prodaju bajki jer u slučaju kada se tih knjiga domogne neka budala, kao ja, i preskoči onaj mudar deo o vuku i ovci može čitav život da provede sanjajući da će ON doći. Samim tim, mislim da bi ipak trebalo uz prvi komplet bajki priložiti i nekakvo uputstvo za upotrebu i naglasiti moguće kontraindikacije.

Pored bajki obožavala sam životinje. Sanjala sam o tome da jednom steknem uslove da mogu sve da ih udomim. Imali smo veliko dvorište i mnogo životinja. Jednog dana su baka i deka došli donoseći mi prase. Mama i tata samo što nisu pali u nesvest. Ja sam obožavala to prase i ostalu družinu koji su sačinjavali pas Kusi (zbog kusavog repa; deda dao ime), mačak Mića (klasika) i moje bezimeno prase. Obožavano prase i ja smo provodili mnogo vremena zajedno sve dok jednoga dana, baš negde kada je trebalo da se postavlja krov na drugoj kući, nije nestalo.

Kukala sam i plakala za njim, ali svi su samo slegali ramenima i govorili mi kako je ono samo otišlo od mene. Nakon nekoliko godina, kada je moj razum preovladao detinji, emotivni, blago-teleći deo mozga, doprla mi je slika radnika koji su jeli neko pečenje. Tada sam skapirala. Ono što sam imala da vidim nakon moje lične "Eureke!" i izgovorenog saznanja, bila je samo gomila pokunjenih glava oko mene sa jedva suzdržavajućim osmehom.

Od tada sam prestala da jedem prasetinu, a kamo sreće da sam mogla i kasnije da se tako odviknem od nekih stvari i osoba. Izgleda da mi je to upalilo samo sa prasetom.

Sve je bilo divno i krasno nakon toga. Bar je tako izgledalo dok sam rasla kao D' Artanjanova kći, sa tatom koji je negde pobrkao lončice da ja nisam ćerka već sin. Mada, mene su svi uglavnom i viđali u nekim muškim disciplinama.

Barbiku sam imala čisto da me ne bude stid zbog ostalih, jer strepela sam, pomisliće ljudi da nisam normalna, pa 'ajde bar nju da nosim. Tata je negde u svojoj glavi, koja je bila veoma složen, ujedno i najkofuzniji deo njegovog tela, stalno mislio kako mora da me dobro pripremi za život (jer sam jedinica, što je značilo da sam sama) i mislim da se plašio da se neću izboriti u budućnosti, jer je osećao koliko sam senzibilna. Stoga sam svako leto provodila sa njim po močvarama punih zmija, žaba i pijavica (na pecanju), čisto da budem sposobna za sve. I sve sam to preživela, osim bajki i iščekivanja princa.

A onda bi se pojavila ONA sa uvek prvim stvarima za mene. I ako sam zbog ičega zaslužila etiketu "razmažena", bilo je to zbog nje. Uvek je dolazila sa buketom cveća za mene i povelikim džeparcem koji je nosila u svom prslučetu. Niko nije razumeo zašto baš tu čuva džeparac, ni ja nisam bila baš sigurna, ali čini mi se da je jednom rekla: "Da bude blizu srca." Za nju sam uvek bila dobra i lepa. Znam da sam se trudila da postanem dobra, a za ovo lepa, pa, ne znam, nedostajao je neki princ da to i potvrdi.

II

PRIJATELJ

Brzo je stiglo i vreme prinčeva. Bila sam ubeđena u to da prvi koji se bude pojavio će biti baš TAJ koji ce me spasiti. Nisam tačno znala od čega treba da me spasava, ali valjda je to bila ta fora sa prinčevima. U tom periodu sam imala mnogo drugarica u kraju i njega u koga su sve one bile zaljubljene, osim mene. Činilo mi se da me je nesigurnost (ili ne znam već šta, možda neki moj lični bunt) uvek činili drugačijom, a kasnije sam baš to i postala. Negde sam u svojoj glavi skontala neki obrazac da su oni "ružniji" muškarci bolji nego ovi "lepši", pa sam uspešno kulirala njega koji je bio najdivniji, zbog tog "šablona" koji sam ponosno predstavljala.

Odrasli smo zajedno i to je bilo prvo prijateljstvo koje sam imala, prva osoba sa kojom sam osetila bliskost, prva osoba koja je uspela da ukloni deo tuge i usamljenosti koju sam osećala jer sam jedinica. Bila je to jedna od onih stvari za koje mislite da traju večno i u kojima nemate ništa osim "unutrašnjeg" i mogućnosti da sami napravite sopstveni svet.

Tada mi se činilo, nakon praseta, da više nisam bila sama. Odrastali smo zajedno, proživljavali mnoge teške trenutke sa osmehom i bili jedno drugome veoma velika podrška. Samo, uvek mi se činilo, pa i tada, da smo se previše rano upoznali da bismo ostali zajedno. Bila sam u pravu.

Leto 1998. je bio moj prvi odlazak sa drugaricama na more. Iste godine on je počeo da gradi i odlazi u svoje neke svetove, za mene totalno nepoznate. Krenula sam kolima sa mojima ka stanici i usput srela njega. Sve što su nam pogledi rekli bila je nesigurnost i pitanje da li će to možda biti kraj za nas, jer se zapravo nikada pre nismo odvajali. Taj put se rastanak nije dogodio. Međutim, od tog putovanja i tog ključnog jutra prethodnog dana sve se promenilo u mom životu. Prvu put sam naslućivala da ću imati jednu stvar koju neću reći čak ni njemu. Da. Sačuvala sam je ipak samo za sebe.

Tog prethodnog jutra sam krenula rano kod drugarice na kafu. Dan danas se sećam tog osećaja stabilnosti i sreće koju sam imala. Kada sam stigla do stanice iznenada se nešto u meni promenilo. Činilo mi se kao da padam u nesvest. Čudni osećaji su se pojavljivali u mom telu, srce je jako lupalo, noge su mi bile kao gumene. Bila sam preplašena. Videla sam autobus koji je dolazio, ušla sam, a onda mi je bilo još gore. Hladan znoj me je oblio i nisam znala šta mi se dešava. Bilo je to nešto najstrašnije što sam ikada osetila i jedva sam čekala da izađem na sledećoj stanici. Panika je u meni vrtoglavo rasla i bivalo mi je sve teže da dođem do vazduha.

Izašla sam iz autobusa i nisam znala kuda ću. U glavi sam samo imala misao kako da dođem do kuće. Nikoga nisam mogla da pozovem jer tada nije bilo mobilnih telefona. Prvi put sam tada podigla ruku da stopiram. Ubrzo se jedno vozilo zaustavilo. Muškarac za volanom me je začuđeno pogledao i primio unutra. Iznemogla, srušila sam se na sedište. Pitao me je, sav zbunjen, gde da me odveze. U više navrata je pokušao i da se našali sa mnom, a ja sam mu samo ćutke pokazivala kuda da vozi. Bio je to divan čovek koji me je tada spasao. Dovezao me je do početka ulice i pitao treba li da mi pomogne da dođem do kuće. Slagala sam ga da mogu sama.

Otišao je, a ja sam polako krenula ka kući, međutim, noge su bile kao gumene i nisam mogla normalno da hodam. Pokušavala sam se uhvatiti za bandere ne bih li se nekako dogegala. Kuća je bila udaljena 100 metara, a činilo se u tim trenucima kao da je bila udaljena hiljadama kilometara. Ni sama ne znam kako sam stigla. Otključala sam vrata, ušla u kuću i odjednom kao da je sve nestalo. Taj trenutak mi je bio još više zastrašujući nego sve ovo prethodno što se dešavalo.

Nastupio je još veći šok u meni uz pitanja:,, Kako je moguće, kako je moguće?!"

Preplašena, dojurila sam do telefona i pozvala mamu na posao jer nikoga nije bilo kod kuće. Ona me nikada nije čula u takvoj panici jer sam često, šta god da mi se dešavalo, vešto skrivala. Ovaj put sam na zvuk njenog glasa počela da plačem i jecajući vrisnula:,,Mama, dođi…"

Čula sam njena mnogobrojna pitanja, ali ih nisam razumela. Ništa nisam videla ni čula, samo sam drhtala. Posle 20 minuta mama me je našla kako sedim u tom stanju, grlila me i pitala šta se desilo. Plakala sam neprestano i samo govorila da ne znam, jedva sam uspela i to da prozborim.

U njenom zagrljaju sam se osećala sigurno i dobro. Odspavala sam i ustala kao da ništa nije bilo. Svi su doneli brzi zaključak da nisam doručkovala, da je bila velika vrućina i slično. Malo su me čak i umirili, ali ja sam osećala da to nije to o čemu su oni pričali. Nešto mi je govorilo da ovo nije bilo tako prosto kao što je možda nekome izgledalo. Njemu to nisam rekla. Dan posle otišla sam na more, a ponovni susret sa tim čudnim,,napadima" sam imala kada sam se vraćala sa mora, u autobusu. Tada je bilo još jače i mislila sam da ću se ugušiti. Bila je noć. Sve moje prijateljice su spavale, a ja sam se jednostavno gušila, nisam znala šta mi je i osećala sam strah da to uopšte pomenem nekome.

Stigla sam u Beograd zbunjena i uplašena. Njemu opet ništa nisam rekla, a i šta bih kada ni sama nisam imala predstavu sta mi se događa. Kako da kažem da sam se gušila iz neobjašnjivih razloga?!

Život se nastavio prilično normalno, sa ponekim čudnim napadima. Trudila sam se da ih ignorišem ne prihvatajući da mi se zaista bilo šta dešava, sve dok se jednog dana nije pojavio on sa vestima da ide u vojsku. Pitala sam: "Kada?", rekao je: "Za dvadeset dana". Ostala sam kao ukopana. To nije bila tako strašna informacija za "normalne" ljude, ali za mene koja je jedino imala njega kao čuvara mnogih tajni i uživanja u svakodnevnim pričama je to bila ne obična informacija nego prava tragedija. Moje jedino odvajanje od njega bilo je to more i nekoliko njegovih odlazaka u posetu kod rođaka i to sve je bilo u trajanju od samo nekoliko dana, ali bez obzira, uvek mi je preteško padalo. Bilo je zaista tako, a trebalo je još i da prihvatim da on neće biti tu godinu dana. On, moj najveći prijatelj. Čudno je to kako čovek doživljava određene stvari u tom pubertetskom periodu. Ja kao da nisam znala da živim ako ujutru, čim se probudim, ne odem kod njega na kafu. Kafu smo pili njegova mama, on i ja. To je bio moj ritual sigurnosti i sreće svih tih godina. Mada, između nas vremenom stvari više nisu bile baš najbolje i kao da se osećala ta težnja za proživljavanjem nečega drugačijeg, ali čvrstina naše duboke povezanosti nije nas puštala. Nakon tog saznanja o odlasku u vojsku sam se promenila. Više nikada nisam bila ona ista. To je bila druga tajna koju mu nisam rekla. Nego, sigurno vam je poznat osećaj kada volite nekoga toliko da ne možete da budete razumni i da prihvatite određene stvari, već umesto toga oterate tu osobu iz vašeg života da biste je što pre sklonili, da bi bol bio manji. E, pa to sam upravo ja uradila. U to vreme, iz meni samo znanih, a za druge neobjašnjivih razloga, sam krenula da izlazim češće, da izbegavam dolaske na kafu i njega, kao da sam htela da naviknem sebe da moj život više neće biti isti. Sve radi tolikog bola koji sam osećala. On je bio više nego ljut, jer nije mogao da veruje da ne želim da ga viđam, a on odlazi za samo deset dana. Od tog čuvenog saopštenja da odlazi u vojsku smo postali najljući protivnici i sve dalji, formirajući nova prijateljstva za koje ono drugo nije znalo, iako smo godinama imali zajednički krug prijatelja. Imala sam naučen obrazac ponašanja tada. Pretpostavljala sam da on mora da zna koliko mi znači, ali moji postupci su rušili sve to. Meni je ubrzo počelo da biva sve lošije, svakim danom sve gore i nisam znala kako da se snađem odjednom u svetu koji je do juče za mene bio bezbrižan i srećan. Kao da sam se vratila u davni svet bajki sa ponovnim strahom od spoljnog sveta. Do njegovog ispraćaja bilo je mnogo svađa i nerazumevanja, nakon toga nismo razgovarali i na kraju je bilo pitanje da li ću uopšte otići tamo.

Došao je i taj dan. Čitav kraj i naše društvo se spremalo da idu kod njega dok sam ja šetala po naselju i tražila specifičnu vrstu keksa da kupim, tako bezbrižno kao da se ništa za mene značajno ne dešava, a bilo je potpuno suprotno. Svi koji su me to večeri sreli, a znali su za nas i ispraćaj, posmatrali su me više nego iznenađeno. Drugarice su me čekale kod kuće, verovatno ćaskajući sa mojom mamom. Ko zna kako sam izgledala kada me niko ništa nije ni upitao. Haljina je bila uredno prebačena preko stolice i mama je spremila tortu. Pogledala sam je i kao da su mi njene oči govorile da ako ne odem – kajaću se zauvek. Znam da on nije ni očekivao da ću doći nakon svega što se desilo između nas u poslednje vreme. Jedva sam se spremila od drhtavice i straha koji se širio telom. Pozvali smo taksi. Kako sam ušla u automobil, nastupio je novi napad toliko jak da drhtavicu nisam mogla da zaustavim. Prijateljice su bile sasvim sigurne u to da sam se potresla zbog ispraćaja, ali ja sam znala da to nije samo to, već da me svakog novog puta preplavljuje ista, a još uvek nepoznata stvar koja je bivala sve jača i jača. Stajale smo dugo ispred sale u kojoj je bio ispraćaj. Nisam mogla da uđem. Bilo mi je veoma loše. Njegova mama je izašla pred nas, pogledala me i rekla: "Gde si ti do sada? Pa, trebalo je ti prva da budeš ovde!"

Tada zaista samo što se nisam srušila. Tih meseci sam se vrlo često susretala sa rečju "rušenje" i sve je bilo baš tako, kao da se rušila svaka kula od karata u mom životu. On je bio okružen meni nepoznatim društvom i kada me je ugledao, uputio mi je pogled prepun besa. Pozdravili smo se čisto radi reda, oteo mi je tortu i samo što je nije bacio, a ja, ja sam samo tražila mesto da sednem.

Bila je dovoljna samo jedna pesma i suze su potekle. Nikog oko sebe nisam videla, niko me nije zanimao, samo sam plakala želeći da tog trenutka izbacim svu bol iz sebe, počev od prve tajne koju mu nisam rekla. Kada me je ugledao u takvom stanju, ostao je u šoku. Bila je to prva situacija gde nije znao šta mi je, a ni kako da mi priđe. Na osnovu mojih postupaka pre ispraćaja, mislio je da sam završila našu priču.

U njegovom mestu bio je običaj da vojnik iseče tortu i da prvo parče majci. U tom momentu svi su stajali oko njega i davali mu podršku za odlazak. Dogegala sam se do tog centralnog mesta dešavanja i želela da ispratim taj običaj. Dok je on sekao to prvo parče torte, okrenuo se ka majci, a zatim ka meni, pogledao me i počeo da plače. Meni je dao to parče torte. Plakao je on, čitava sala i ja. Bilo je to trenutak koji zauvek ostavlja trag u životu. Zajedno smo prošli mnogo teških situacija, ali neverovatno je koliko jedno parče torte može da bude dovoljno da vam ispuni srce (moja tetka koja obožava slatkiše bi verovatno ovo potvrdila, iz svojih razloga).

Došao je i dan njegovog odlaska. Svi smo se okupili kod njega prolazeći kroz tradicionalne pripreme za odlazak vojnika. Put do kasarne se svima odužio, jedino je meni bio prekratak. Suze su se slivale. Otpratili smo ga do rampe, pogledi se se ponovo sreli i samo potvrdili onu nesigurnost. Dan danas pamtim tu noć i uvek se stegne nešto u meni kada se setim. Gledala sam kako odlazi i tiho rekla: "Zbogom!", kao da sam znala.

III

ZATVOR

Nakon toga sam spavala dva dana. Bili su to moji prvi izostanci iz škole, a onda, kada sam se probudila počeo je rat ili, kako su me uvek ispravljali, počelo je bombardovanje.

Bila sam toliko obuzeta time kako ću da preživim sve što me je snašlo da sam u potpunosti bila odsutna od svega oko mene, jer nisam bila sposobna da se izborim sa unutrašnjim svetom, a kamoli još i sa spoljašnjim.

Pomislila sam na njega, ni sama ne znajući šta se sve desilo prethodnih dana. Činilo mi se kao da u tom periodu nisam bila svesna loših stvari koje su se nizale jedna za drugom.

Tada sam prvi put pala u krevet. Moje nepoznato stanje se toliko pogoršalo da sam u tih nekoliko meseci izgubila 15 kilograma. Ne umem da objasnim šta mi se desilo, samo znam da više nisam bila ista. Bila sam bolesna. Svaku drugu noć sam odlazila u Hitnu pomoć jer su simptomi postajali sve jači. Vrtoglavica, gušenje, panika, strah, ubrzan puls, nesvestica. I pored svega toga opet niko nije mogao da ustanovi šta mi je. Ni ja nisam mogla da naslutim, iako sam se besomučno trudila, osluškujući svoje telo. Sva dešavanja su bila neobična. Jednog jutra nisam mogla da odem do prodavnice, dok bih sledećeg mogla i tako u krug. Nije bilo objašnjenja, a tako mi je bilo potrebno.

Bombardovanje me je još više dotuklo, mada nisam mogla ni to sve ponajbolje da razumem, a nije bilo ni vremena za to. Znala sam samo da bi me na pomen reči "bombardovanje", preplavio osećaj ogromnog straha. Strepela sam kada bi neko od mojih izašao napolje i zaledila bih se na samu pomisao na zvuk sirene, a kamoli kada se začuje.

Rat se uskoro završio, a sa njim i naša priča.

Nisam umela da opravdam sve ono što je tada bilo, niti da shvatim šta mi se dešava. Nikada sebi nisam oprostila stvari koje su mi se desile i nikada ih neću razumeti, mogu ih samo objasniti tadašnjom destrukcijom i željom da zaštitite nekoga radeći sve suprotno od onoga što u stvari želite. Bila sam željna objašnjenja ko sam i šta mi se zaista dešava. Nisam znala kako sebi da objasnim mogućnost izlaska napolje, a potom nemogućnost. Nisam mogla da razumem moje stanje pre rata, nisam sebi mogla da objasnim naše razdvajanje, niti bombardovanje. Mama bi mi uvek govorila da samo želim da živim u nekoj bajci. Bila je u pravu, jer ja sam oduvek sanjala o mojoj bajci, ali u tim momentima moja realnost je bila više nego daleko od nje.

Zbunjeni pogledi okoline su me razarali. Bila sam premlada i živela u ubeđenju da svet oblikuju odrasli i da roditelji verovatno sve znaju i da za sve moraju da nađu rešenje, ali ipak kao da su svi bežali od tog priželjkivanog rešenja, jer –"Šta je moglo meni da bude kada maltene nikada nisam bila ni bolesna?!" Susrela sam se činjenicom da su moji roditelji nemoćni. Možda tada nije bio najzgodniji momenat za sazrevanje. Mučilo me je kako su svi mogli da objasne i rat i bombardovanje i mnoge druge stvari, ali ne i to šta se dešava sa mnom.

Mislila sam da je gotovo i pobegla sam od njega koji je prvenstveno bio moj prijatelj. Međutim, ni on nikada nije saznao pravu istinu. Ono što je bilo očigledno je da sam poslednje atome snage trošila na to da što više ocrnim sebe u njegovim očima. I uspela sam, ako ništa drugo, to sam uspela. Valjda pronađete snagu i za to kada volite nekoga.

Oko mene su se svi i dalje pretvarali kao da mi nije ništa. Ovoga puta mi nije bilo dobro samo zbog toga što nisam doručkovala, sada mi nije bilo dobro jer sam shvatila da sam raskinula dugu vezu. Sve se rušilo vrtoglavom brzinom. Prestala sam da izlazim, da se družim, da normalno funkcionišem, jer sve to istinski nisam mogla. Ostala sam sama u svom svetu sa nečim što nisam znala šta je i sa strahom od pomisli na pitanje da li će ikada proći. Naravno, okolina je neumorno izlagala svoje teorije i "dijagnoze" i samo me dodatno "bacala" u očaj.

Bilo je izuzetno teško ustati i pokrenuti se u tim momentima, jer sve što me je ikada motivisalo je nestalo. On. Moji prijatelji. Sve! Ostala sam sama u svojoj maloj sobi, zatvorena u nekoj lošoj priči koja nimalo nije ličila na bajku. Stalno sam kukala nad svojim životom i pitala se šta ću i kako ću, a onda je osvanulo to jutro koje je donelo novu želju i pokušaj da se borim.

Ustala sam kao Supermen, spremna da promenim svu muku koja me je snašla i da pronađem uzrok mog lošeg stanja. Rekla sam samoj sebi rečenicu kao iz onih loših reklama: "Ja to mogu!" i sekund posle toga se skljokala na krevet.

To je bio moj prvi neuspeli pokušaj da ustanem. Pogledala sam oko sebe i jedino što sam videla bio je moj mačak, koji me je bledo gledao. Od malih nogu su uz mene uvek bili mačak i pas, jer kada smo se doselili u ovo predgrađe tu nije bilo mnogo dece. Pošto sam jedinica, jedino društvo koje sam imala, osim drugara u obdaništu, bile su životinje. Isada sam imala drugare, ali nisam mogla da izlazim napolje i opet su uz mene ostali samo mačak i pas. Nakon bledog gledanja, mačak je počeo da pravi čudne poze kao da je znao da se trenutno osećam kao Supermen koji nije mogao da poleti. Uskoro su me ponovo obuzela razmišljanja šta i kako da radim i prvi put sam tada došla u situaciju da nema nikoga u blizini da mi pomogne. Ne što nisu hteli, već jer nisu znali i shvatila sam da ako ovaj put ne ustanem, sve je gotovo. Pokušala sam još jednom da se pridignem. Kada bih otvorila vrata svoje sobe, svi bi iznenađeno gledali u mene i osećala bih se kao Marsovac. Pratili su izraze mog lica verovatno tražeći tugu ili strah. I ja sam čitala njihova, tugom obojena lica sa izrazima: "Jadna ona!" Tu je bilo dosta. Tada je najzad preovladala velika želja za promenom. Pre toga se nikada nisam smeškala, već sam uvek bila kao namrgođeni štrumf, a onda, od bežanja od samosažaljenja, napravila sam najbudalastiji osmeh koji sam mogla da izvedem u tom trenutku. Mama se uvek ljutila jer se nikada pre nisam smejala na slikama, a pogotovu onda kada smo imali čuvena slikanja u obdaništu pored nekog ružnog zida. Uvek su svi čekali na mene i po nekoliko minuta vikali "Osmeh, osmeh!", ali jok, moja usta su bila kao da ih je neko zalepio selotejp trakom. Kada su me sada videli posle toliko vremena sa osmehom, umalo svi ukućni nisu pali sa stolica. Uvek mi je žao što nisam mogla da snimim taj trenutak. A taj osmeh, osmeh koji sam napravila razvlačeći usta i pokušavajuci da ih zadržim u tom neprirodnom stanju je bio ogroman uspeh. Taj osmeh je promenio moju ličnost i od tada je postao moj saveznik i najbolji dokaz za druge da sam super i da je sve u redu. Svuda sam išla sa mojim novim drugom, "blagotelećim" osmehom. Tog jutra sam ipak uradila dve stvari: postala sam neuspeli Supermen i "napravila sam" osmeh. To je bilo nešto za početak.

Međutim, i dalje je veliki problem bila neshvatljivost zašto ne mogu da izađem napolje i da odem do prodavnice koja se nalazila na samo nekoliko stotina metara od moje kuće.

Sa sve mojim tupavim osmehom stajala sam na vratima i kako bih zakoračila, telom bi počinjao da mili osećaj nelagodnosti. Nadolazilo je i gušenje i čudan osećaj u grudima. U tim trenucima, osmeh se polako gubio, ali ipak nisam posustajala. Pokušala sam da objasnim sebi i da ponovo krenem, ali došla bih do izlaza iz dvorišta i zatrčala se nazad do vrata. Sedela sam na pragu kuće sa psom i mačkom i gde god bih pogledala, sve me je podsećalo na njega, na prijatelje, na zajedničke snove, a taj momenat je samo ispunjavao strah koji je bivao sve veći i veći. Na ulici je bilo mnogo dece koja su, kada su me videla da sedim na pragu, ušla kod mene u dvorište. Trudeći se, pričala sam sa njima, a samo sam mislila: "Šta ako se onesvestim i izblamiram pred svima?!" Jedna devojčica me je pozvala na ulicu da im se pridružim u igri i pitala zašto samo sedim tu. Zanemela sam, utrčala u kuću i pokrila se ćebetom preko glave, ne želeći više da promolim glavu napolje.

To je ipak bilo sve od mog "Supermen" pokušaja ustajanja i buđenja. Mnogo dana je prošlo od tada kada sam mogla ponovo da pripomognem biohemijskom procesu u mom mozgu i da ga ubedim na još jedan pokušaj.

Sa sve mojim novim osmehom na usnama, jednog jutra sam krenula do lekara opšte prakse i sigurno bila jedina koja je čekala da joj neki rezultat ne bude dobar, da bar dođem do nekih saznanja o tome šta mi se dešava. Sačekala sam rezultate i pogađate, sve je bilo u redu. Neki ljudi bi sve dali za ovakve rezultate, a ja, ja sam samo htela da plačem. Već sam naslućivala nove priče i dijagnoze u mojoj okolini: "Eto, razmažena! Znali smo da joj nije ništa!"

Ponovo sam bila tako bespomoćna i osećala se veoma loše, a bez ijednog vidljivog razloga. Kako su dani prolazili, po dobrom starom obrascu koji sam pokupila iz okoline, ubeđivala sam sebe da sam ja možda zaista razmažena, ali još nikada nisam videla nikoga ko je bio toliko razmažen da izgubi 15 kilograma. Pored kilograma, totalno izgubih sebe. Većina uvek pobedi i tako sam ja prihvatila svoj kompleks niže vrednosti koji se nazirao još odavno, ali tog momenta smo postali nerazdvojni. Prestala sam da maštam o princu i bilo kome ko bi me spasao i izvukao iz loše situacije, ali sada, princ mi je bio preko potreban. Međutim, jok! Osim mog kompleksića, princa nije bilo na vidiku, jer vreme mi je prolazilo samo u četiri zida sobe. Ujedno, zaključak je bio:,,Da, ja sam zaista loša i to je sve zbog toga".

Nakon tog zaključka, sebi sam oduzela svaki vid zadovoljstva i veoma teško preživljavala naredne dve godine koje sam izgubila tražeći dijagnozu.

Došlo je vreme kada je trebalo da upišem fakultet. Upisala sam ga, ali sa velikim pitanjem kako ću jer ne mogu nigde sama da idem. Svi motivi su opet splasnuli jer, posle toliko vremena traganja za dijagnozom, bila sam tako umorna od svega dok su me svi ostali samo gledali u čuđenju. Moji snovi su ostali daleko iza mene. Bila sam sve slabija i nisam ličila na sebe. Bila sam jedna tužna mršava devojka, što bi moja baka rekla, "u cvetu mladosti".

Konačno, nakon dve godine tuge, mučenja i posećivanja lekara različitih specijalnosti, jedan se setio i poslao me kod psihologa. Moji su se samo pogledali, a prva misao mi je bila: "Nema veze, neka sam i "luda" samo da mi neko da već jednom dijagnozu!"

Plašila sam se odlaska kod psihologa što zbog svojih strahova, što zbog filmskih scena koje ću možda tamo zateći (ljude koji se bacaju po podu i sl.), ali kada sam došla tamo bilo je mnogo mladih ljudi. Činilo mi se kao da sam došla u bar, a ne kod psihologa. Nažalost, odlazak psihologu ili psihoterapeutu je na nasim podnebljima značio odlazak u ludnicu, ali ok, mislila sam, neka je i to samo da znam šta mi je.

Ušla sam u ordinaciju sa mamom i bio je to jedan od retko dobrih doktora iz te sfere. Pogledao me je, ispričala sam mu siptmome dok je mama sve vreme pokušavala da mu objasni kako sam raskinula dugu vezu i da je to možda razlog. On je rekao da to može da bude samo okidač, ali ne i uzrok i da, sve u svemu, to nije ništa. Gledala sam ga bledo i pitala se da li je ovaj čovek lud. Pa, ja sam izgubila 15 kilograma, a on meni kaže da to nije ništa. Rekao je mojoj mami kako je srećna žena i da to dobijaju samo najbolji ljudi na ovom svetu. Tada je mama već pobesnela i htela da ga udari. Valjda je čovek na osnovu tolikog iskustva shvatio da sa nama nema šale, pa je konačno rešio da nam objasni šta je to…

"Agorafobija", rekao je.

Mama i ja smo blenule k'o telad u šarena vrata. Prvo na sta me je ta reč podsećala bila je poljoprivreda. Jeste da nisam nešto vredna, ali baš da imam sve ove siptome zbog poljoprivredne fobije – ma, daj!

"To je strah od otvorenog prostora", nastavio je. Pomislih: "Ma, šta lupa ova budala, pa ko još može da se plaši otvorenog prostora?", ne kapirajući da sam ta budala bila baš ja. Zastala sam i shvatila da je sve bilo tako logično. Pa, kada god bih izašla napolje meni bi bilo loše, a kada bih ušla u kuću, bolje.

Ne, nisam mogla verovati da mi se to dešava i da sam sve to baš JA.

Dao mi je preporuku kako da mi pomogne i konačno sam imala to zrnce sreće, jer sam dobila moju dijagnozu. Dijagnoza! Imam je. Najzad! Jeste da mi je otkrio psiholog, ali prihvatala sam sve (i sada me je tešilo što je rekao da to dobijaju najbolji ljudi, pa s toga možda i nisam bila tako loša kao što sam zaključila u prethodnim fazama traženja).

Otrčala sam kući srećna kao da sam dobila na lutriji, a ne da mi je neko rekao da imam neku suludu bolest. Jadna mama se trudila da svima objasni šta mi je, a naročito onima koji su i u 21. veku mislili da se depresija leči motikom. Družila sam se ne samo sa motikom, već i sa ašovom, grabuljama, lopatom, za svaki slučaj. Osim žuljeva i znojenja, nikakvog napretka nije bilo. Heh… Da sam zaista patila od poljoprivredne fobije, tu bi joj sigurno bio kraj!

Svi su samo blenuli i klimali glavom, a ja sam krišom molila mamu da više ne objašnjava jer zaista niko, i ko se trudio, nije mogao tek tako da razume.

Otvorila sam Vujakliju i tražila termin "agorafobija". Iznenadila sam se jer je u stvari postojao. Ono što je meni ostalo najupečatljivije čitajući Vujakliju bile su dve ključne reči: "bezrazložan strah".

Napisala sam te reči na listu papira i trudila se da uvek budu uz mene, kada mi bude najteže. Želela sam samo da ih utisnem u mozak i da, kada god mi zatrebaju, one same "iskrsnu" i podsete me.

Tada je zapravo krenula moja borba i period istinskog očaja, ali i dalje sam se držala obrasca ponašanja sa budalastim osmehom.

Igrom slučaja nisam ponovo otišla kod doktora koji mi je dao dijagnozu, ni sama ne znam zašto, ali se tako namestilo. Prolazilo je vreme, a ja sam ostajala zarobljena u moja četiri zida. Tada sam se suočavala sa najvećom strahovima, a vala, imala sam ih imala za izvoz. Jedan isto tako veliki, koji ide u kombinaciji„za poneti" uz agorafobiju, bio je strah od samoće i nemoći.

Sigurnost su mi donekle davali roditelji, ali pitanje koje mi je stalno odzvanjalo u glavi bilo je: "Kako ću sutra?" Za ljude sa agorafobijom sigurnost nije postojala i nikakve posebne beneficije nisu imali, bilo je to neko suludo nepriznato stanje u kome je čovek zaista sam u masi u kojoj ga svi samo gledaju sa nevericom.

Mnogo snage sam izgubila i mnogo truda uložila da pronađem bar jednu nit za koju da se uhvatim. Jedino što me je malo pomeralo napred bile su knjige.

Jedan dan bih se probudila spremna da se borim, drugi dan nisam mogla da ustanem iz kreveta i svaki put sam se samo pitala gde su nestali svi moji nekadašnji snovi.

Tuga me je pokosila. Te večeri bespomoćno sam ležala i plakala do iznemoglosti zatvorena u sobi, dvorcu moje loše bajke. Mislila sam na gubitak njega. Sećanja su navirala i volela bih da sam mogla to da podelim sa nekim. Dobila sam dijagnozu, ali i dalje sam tabala u mestu.

Gledala sam slike i sećala se kako sam nekada umela da budem srećna i kako sam još juče pre škole trčala kod njega na kafu, a sve to se izgubilo. Sve je stalo u mom životu, prijatelji su izlazili, polako se gubio krug ljudi jer nisam mogla normalno da funkcionišem, a nikome nisam mogla ni da objasnim takvu iracionalnu stvar kao što je agorafobija.

Niko to nije razumeo. Ili si bio lud ili nisi, ovo između kao da se nije priznavalo.

Naredni dani su bili nekada teži, nekada bolji, a onda bih ponovo klonula. To je bila bolest koja je oduzimala mnogo energije. Šta god sam htela da uradim za mene je bio preveliki napor, a nekada sam pak bila i hiperaktivna. Lekari na koje sam nailazila u tim danima delovali su mi kao ometeni zbog svega što sam sa njima preživljavala. I tek tada sam shvatila koliko je teško naći pravu pomoć za moju dijagnozu.

Veoma cenjeni, takozvani psihoterpeauti su mi govorili da moj napad panike rešim tako što ću ići da kupim novu haljinu.

Čak sam i to pokušala i išla sa mamom da je kupim, iako sam znala da neću imati gde da je obučem. Ponadah se da će to zaista pomoći, jer sam nekada zaista volela da biram haljine i cipele, ali nije, i krenula je još jedna, gora faza.

Dani su mi prolazili u krevetu i plakanju dok je u kući bila situacija nalik tragediji, ponekad i horor filmu, jer su moji roditelji bili toliko bespomoćni u pronalaženju načina kako da mi pomognu.

Bilo je očajno, a onda smo smislili da na neko vreme pređem kod bake u centar, da promenim zidove koje sam gledala svaki dan. Kod bake nisam otišla, ODNELI su me kod nje.

Kada je otvorila vrata, počela sam da plačem, jer sam bila kao krpa izmučena od svega. I ona je plakala, ali ništa se nije moglo promeniti. Jedino što sam u tom trenutku promenila bio je krevet i gledanje u druge zidove.

Moja kuma koja živi u stanu blizu bakinog, bila je uz mene i svako veče mi je pričala i ohrabrivala me. Mislim da je nisam čula prvih dana, a onda sam polako počela da čujem šta priča. Posle toliko reči poneka je i stigla do mog mozga. Treba da ustanem! Kada sam to učinila, samo što se svi nisu onesvestili. Krenula sam sa njom u šetnju. Na pet minuta hoda od stana se nalazilo Beogradsko dramsko pozorište. Od kada znam za sebe sam plesala, pa sam imala motiv da dođem do njega da barem vidim nešto što bi me podsetilo na umetnost. Na moj ples. Počela sam da šetam svako veče sa kumom sve dok jednog jutra nisam poželela da odem sama do tog istog BDP-a.

Nikako nisam mogla da objasnim taj osećaj da skoro bilo gde možeš da ideš sa nekim, a da ne možeš sam. To je bilo i meni samoj, koja sam živela to, neverovatno, a kamoli ostalim ljudima koji nikada nisu ni čuli za agorafobiju. Tako sam ja, sva srećna, svih tih dana, šetala sa njom, u bakinom džemperu, maminoj dugoj jakni i kačketom na glavi. Činilo mi se da sam više ličila na propalog repera nego na devojku, u želji da se sakrijem od ostatka sveta.

Priprema za izlazak iz kuće je bila dugotrajna i specifična, ali sam se radovala pokušaju izlaska. Bila je potrebna ogromna hrabrost za to.

Siptomi koji su se tada javljali bili su grozni, bolni, neopisivi, a ja sam uspevala sve to vešto da sakrijem.

Te večeri sam opet pokušala da budem Supermen i krenula sama bez kume. Čulo se navijanje od strane ukućana, kao pred utakmicu, samo da izađem. Ovaj put mi nije bilo teško, imala sam motiv. Samo da vidim BDP, odnosno plakat na kojem su prikazani plesači.

Srce mi je lupalo sto na sat i samo sam gledala gde se nalaze bandere da mogu da se uhvatim kada bude baš najteže, zahvaljujući se mnogo elektrodistribuciji što ih je postavljeno toliko u bakinom kraju. Bile su mi sve u tom momentu. Stigla sam do BDP-a i sela na klupu. Ono što mi je bilo najteže jeste da ostanem na jednom mestu kada traju simptomi. O da, to je bilo vrlo teško, pravi izazov, ali sam sedela zureći u plakat sa plesačima, zureći u moju istinsku ljubav, zureći u davne snove. Mislila sam o tim snovima, o plesu i pitala sam se otkud ja tu na toj klupi i tako izgubljena u svemiru. Pogledala sam sa moje leve strane i videla predivan kafić i ljude kako sede u njemu. Srce je zaigralo i pojavila se želja za druženjem, izlaženjem, jer je mnogo vremena prošlo od kada sam ja poslednji put izašla. Mahinalno sam ustala i krenula ka kafiću, sa osećajem agorafobičnih gumenih nogu. Pogled mi se zadržao na paru koji je sedeo baš blizu ulice. Zagrlila sam najbližu banderu i čeznjivo gledala unutra, kako je bilo lepo. Kao nikada sam priželjkivala da mogu sa nekim da uđem u taj kafić, da se smejem kao nekada, da nestanu svi ovi prokleti simptomi, da mogu da ŽIVIM. A onda, odjednom, kada sam malo bolje pogledala, samo što se nisam srušila. Osetila sam takav bol jer sam videla ono što nisam slutila ni u najluđim snovima. Videla sam njega! Sedeo je nasmejan sa devojkom. To je taj par kome sam se divila do malopre, to je bio on sa kojim sam odrasla. Suze su se slivale uz uzburkane emocije, uplašila sam se dok sam stajala i dalje kao propali reper, onesposobljena da pomerim noge. Nikako nisam želela da me vidi takvu kakva sam bila tog trenutka - prepolovljena od one nekadašnje devojke. Grlila sam tu banderu kao da mi je sve na svetu dok je sa jedne strane bio on sa devojkom, sa druge plakat sa plesačima i mojim neostvarenim snovima i ja u sredini.

Tada je u meni proradio BES koji nikada pre nisam osetila. Sa sve gumenim nogama sam počela da trčim ka stanu. Ma, samo što dalje, što dalje odatle.

U stanu su me svi čekali sa osmehom i radošću na licima, jer su mislili da sam uspela. A ja sam uletela uplakana i počela da vičem kako nikada, nikada više neću izaći iz kuće, i samo se vratila u krevet.

Gušila sam se u suzama pokrivena ćebetom preko glave ne želeći ikada da ustanem iz kreveta. Nikome nisam mogla da kažem. Tiho sam jecala, a sećanja su navirala jedno za drugim. Činilo mi se kao da sam ga dozivala upomoć, da me probudi, da mi kaže da je sve ovo samo jedan ružan san, a umesto toga kada sam otvorila oči videla sam kumu i bila ponovo na početku, u daljini jedva osluškujući njene reči.

Nakon toga, mnogo vremena mi je trebalo da ustanem. Tolika senzibilnost je bila neverovatna i veoma pojačana. Svaka sitnica bi me lako oborila.

Vodili su me kod svih mogućih lekara. Psiholozi. Terapeuti. Endokrinolozi. Pomaka nije bilo. Neko bi mi tu malo pomogao, ali pomoći nije bilo za stalno.

Posle saznanja da niko ne ume i ne može da mi pomogne, spavala sam veoma dugo, jer san mi je bio neophodan a i kao da sam htela da zaboravim, bila sam tako umorna od svega. Počela sam da čitam i sama, nekom svojom magijom, shvatila da moram da ustanem. Uporno sam pokušavala da pronađem način da pomognem sebi.

Živela sam izolovana od svega, ali sam, nakon nekoliko godina, uspela da bar koliko -toliko funkcionišem, sa malo većom mogućnošcu udaljavanja od kuće. Bilo je to veoma teško za mene, ali na svu sreću, tada su se već pojavili mobilni telefoni pa i kada bih pala, pozvala bih mamu i naši razgovori su se obično tada svodili na moje: "Mama…", a zatim dugo ćutanje. Bilo mi je važno da onda kada dobijem napad znam da je ona tu i da me čuje.

Pomišljala sam i da razapnem šator ispred Gradske bolnice i da ostanem tu. U mojoj porodici svako je tugu lečio na svoj način, a ja… Ja i tada ništa nisam mogla. Vratila sam se kući i jedne večeri sedela pored prozora posmatrajući ljude kako prolaze. Pitala sam se znaju li koliko su srećni što mogu normalno da šetaju, da idu u prodavnicu… Tako naizgled beznačajna stvar, a meni čitav svemir. Valjda čovek ne ceni ono što ima dok to ne izgubi. Potom sam pustila muziku i otplesala davnu koreografiju, nakon mnogo vremena. Činilo mi se kao da sam svakim pokretom iskazivala bol.

Balet je bio moj san. Igrala sam u baletskim klubovima kroz čitavo moje detinjstvo, ali to za mene nije bilo to. Moji me nisu videli u toj priči, i donekle sam ih razumela, ali ja nikada neću zaboraviti tugu što nisam upisala pravu baletsku školu. Upisali su me na manekenstvo, ali to nije bio način da iskažem emocije. Ples je bio čarolija. Te večeri sam se osetila neopisivo bolje jer sam, nakon toliko godina, počela da plešem u mraku sobe, kao nekada. Plešući, bivala sam snažnija.

Bilo je tu još mnogo uspona i padova, ali sam koliko toliko uspevala da isplivam iz svake situacije.

Upis na fakultet je zaista bio pomak. Išla sam sa mamom, ali ipak išla, ne odustajući od toga da pronađem nekoga ko će mi pomoći da se potpuno oslobodim fobije. Tada sam već mogla da istražujem svašta po internetu i svaku informaciju sam upijala. Nedostajao mi je neko sa kime ću to sve podeliti. Bilo mi je toliko muka od sažaljenja da sam, i kada bi neko od mojih prijatelja (retko) došao, uvek napravila onaj moj budalasti osmeh i pravila se kao da je sve u najboljem redu.

Teško, ali počela sam da učim i radovala se desetkama koje su se nizale, jer to mi je bila jedina potvrda da sam uspešna u nečemu. Najteže mi je bilo da odgovaram pred ljudima i budem među masom, ali valjda nakon plesa koji se ponovo vratio u moj život, davni snovi su se nazirali, ma koliko bili neverovatni, i to mi je davalo ogromnu snagu da izdržim. Ispiti su zaista bili mrvica zadovoljstva koju sam osetila nakon toliko godina, ne uzimajući u obzir ples koji je ponovo postao moja lepa rutina.

Pitala sam se koliko je moglo da me ubije sve to kada čak nisam plesala, nisam imala snage da plešem. Na svu sreću ples me je probudio, kad- tad.

Bilo je teško, ali sam uspevala koliko toliko da izgleda kao da mogu normalno da funkcionišem. Vreme sam uglavnom koristila za učenje, pa nema šta nisam upisivala od kurseva i sl. i kako god okreneš, svi su opet mislili da sam odlepila, jer ko je još učio neprestano i toliko različitih stvari i završavao toliko kurseva, ali ja sam, čini mi se, imala neki svoj plan u glavi da kada ozdravim imam priliku da izaberem sta ću da radim. To je ipak bilo tako daleko. Završavala sam razne stvari, od knjigovodstva do novinarstva, i još svašta nešto između toga, i uspešno plivala u svemu tome, osim, još uvek, u jednoj normalnoj priči, da odem sama do moje čuvene prodavnice. Bila je to neka vrste zamke, jer sam uspešno završavala mnoge teške stvari, pa niko nije verovao da neke najobičnije, najnormalnije stvari ne mogu, ali bilo je tako, to je bila istina. Privatan život nisam imala, jer skoro nikoga nisam puštala blizu mene, jer sam još uvek bila previše ranjiva, i nisam imala snage za objašnjavanja. Bila sam u kontaktu sa okruženjem i prijateljima, ali ni sa kim nisam delila osećanja, jer su bila takva da nisam smela nikome, ponekad ni samoj sebi, da ih izgovorim ili pak pomislim na njih. Potisnula sam ih duboko u sebi. Ples je bio tu da me svako veče podigne, izbavi i oslobodi možda poneke loše emocije koja bi bila baš intezivna tog dana. Istinski me je činio srećnom, pored indeksa. Bila sam zahvalna što i to imam jer sam živela kao kornjača koja je bila zatvorena u svom oklopu. Ponekad nije bilo toliko loše imati taj oklop koji je stvarno umeo da zaštiti od nekih ružnih spoljašnjih stvari. Kada sam razmišljala o oklopu tj. tako ga imenovala, još jedna alternativa bio je ormar, ali da me je mama videla još da sedim u ormaru, to bi bio vrhunac mog ”odlepitisa”. Brzo sam odustala od ormarske ideje uvijajući se opet pod ćebe i pokrivajući preko glave kada bi nešto jako zabolelo, i sve je nestajalo, bar na tren. Jer: ćebe + oklop = Supermen? Nije išlo.

A onda sam jedne nedelje sedela na oknu prozora, to mi je bilo omiljeno mesto kao maloj, a posebno od kada su krenuli moji agorafobični dani. Odatle sam imala pogled na ulicu i maštala sam o tome da jednog dana hodam slobodno kao ti ljudi bez pitanja hoću li moći ili ne. Takođe, to je bilo mesto za pripremanje ispita i pisanje pesama i priča kada sam bila tužna. Bilo je nekada dobro izbaciti emocije na taj list papira. Pažnju mi je odvukao zvuk sirene. Tako se obeležavala svadba u Srbiji. Srećna, pogledala sam ka svatovima, bio je to divan događaj. Prisetila sam se svoje bajke o princu i u tim momentima se izuzetno plašila. Međutim, zbot tog divnog događaja umalo nisam pala sa prozora. Bila je to njegova svadba.

Dobra stvar je bila što sam živela na prvom spratu i što je pored mog prozora bio travnjak, pa, mislila sam, iako se stropoštam, neće biti strašno. Lagala sam samu sebe, da mi nije bilo teško i da mi to sve uopšte nije bilo bitno. Ponavljala sam sebi kako nisam imala prava da budem tužna, jer je sve delovalo kao da sam ja njega ostavila. Kada je mama otvorila vrata sobe, zatrčala sam se kod nje i ne, ništa me nije pitala, pokušala je da me uteši, ali šta je mogla reći?! Ostala sam samo dugo u njenom krilu.

Ta noć je bila preduga. Gledala sam naše zajedničke slike, mene na njima kao namrgođenog štrumfa. Bilo je tu i njegovih pisama koja sam sakrila, koje mi je slao dok je bio u vojsci. Nikada ih nisam otvorila. Sve se u meni uskomešalo. Tek pred zoru sam zaspala sa sve slikama i pismima na meni.

Sada bi valjalo ponovo biti Supermen i skupiti snage za ustajanje. Svi su vrlo dobro znali koliko mi je prošli događaj teško pao, pa su bili preterano nasmejani. Baka je vikala: "Jedan se otegao, drugi se protegao!" Ta joj je bila omiljena, a lagala je i ona, htela je samo da budem srećna, da ne patim, međutim, ista stvar kao i sa onom motikom, ja probala, ali jok, nije mi baš nešto išlo.

Nabacila sam ponovo moj osmeh i obećala sebi da ću pokušati da odem sama do fakulteta.

Naredne dane sam provodila u vežbanju i nastavila sa pripremama za ispit i pripremama da sama odem do grada. Tada je sve za mene bilo samo priprema. Šta god radila, ja sam morala da se pripremam, ali TO je bila agorafobija. Jedino što mi je preostalo tada jeste prihvatanje toga.

Nakon silnih "priprema", skupila sam snagu da odem do grada i to ne izgledajući kao propali reper jer sam toga dana obukla moju belu haljinicu, a mama i tata su me nakon toga čekali na večeri. Odavno nigde nismo izašli zajedno. Odavno nigde nisam izašla.

Prolazeći gradskim ulicama mladići iz kola su dobacivali, dok sam ja mislila samo o tome da se ne stropoštam sa sve belom haljinicom i da dođem do restorana u kojem su me čekali mama i tata. Za sve agorafobične avanture bilo je bitno imati krajnji cilj. To je predstavljalo veliki motiv da svakoga dana, ili u dobrim fazama, idete sve dalje i dalje. Za agorafobičare je kuća bila kao sladoled za moju tetku u Sremskoj ulici.

Onda sam začula još jedan zvuk sirene. Nakon onih sirena koje sam slušala sa prozora sobe nisu mi baš prijale, pa se nisam ni okrenula. Pred očima je samo bila slika restorana i želja da uspem da dođem do tamo, a da se ne skljokam dole. Zaškripale su kočnice i kola su se zaustavila ispred mene. Zbunjeno sam pogledala i zapitala se šta sad ovaj hoće, vreme bez agorafobičnih simptoma ističe, još samo malo mi fali da stignem do restorana. Bilo je to poznato lice koje mi je uputilo besan pogled isti kao one večeri na ispraćaju kada mi je oteo tortu. Bio je to on, moj jedini prijatelj iz detinjstva zbog čije se svadbe umalo nisam stropoštala sa mog prozora. Pitala sam se zašto uvek u najznačajnim i najsnažnijim trenucima moram da sretnem njega. Besno je upitao: "Je l' me ne vidiš?"

Srce mi je lupalo sto na sat. Bila je istina da sam uvek bežala od njega. Izbegavala sam ga pogledom i žalila što se nikada nisam upisala kod nekih kaskadera na časove, jer sam silno želela da napravim jedan salto i preskočim njega i taj auto koji mi je preprečio put.

Nakon toliko godina stajali smo oči u oči, jedno naspram drugog. Ćutala sam i skupljala snagu da se ne srušim.

Uhvatio me je za ruku. Ćutala sam. Oči su mu bile pune suza. "Oženio sam se", rekao je. U tom trenutku sam shvatila kako je bilo dobro što sam vežbala osmeh i da budem Supermen, jer se sada u meni pojavila džinovska snaga. I kao da nikada nisam htela da se stropoštam sa prozora, i kao da nisam plakala čitavu noć tog dana kada se oženio, samo sam rekla: "Stvarno? Baš super!" Glas mi je bio piskav, a usta razvučena u najveći osmeh na svetu. Gledao me je u čudu. Konačno sam uspela da budem Supermen i to u najtežem trenutku. Njegove oči, bol, kidali su me, ali sam predstavila sebe kao super srećnu devojku i to mi je bilo najbitnije. Pitao me je da odemo na piće, odgovorila sam da žurim, da me moji čekaju na večeri. U tih nekoliko minuta sa tako divno predstavila sebe i svoj život, da bih osvojila prvo mesto na bilo kojem takmičenju u predstavljanju ironije.

"Da te odvezem?", pitao me je. "O, ne", rekla sam, "mogu ja sama". Bilo je čudno izgovoriti te reči da nešto mogu sama. Od kada smo se rastali i malo pre toga ja ništa nisam mogla sama. "Žurim", ponovila sam. "Čekaju me. Kasnim." Bila sam više nego nasmejana i srećna dok on i dalje nije puštao moju ruku. Otrgla sam se od njega i rekla mu samo kako mi je drago da sam ga videla. To je bila jedina istina koju sam rekla pokušavajući da odvojim ruku od njegove, jer je ponovo uhvatio. Ostavila sam ga zbunjenog isto onako kao pre mnogo godina i otišla. Ono što je bilo čudo je bilo to da sam hodala tako puna samopouzdanja kao da nikada nisam imala agorafobiju. Taj hod je bio samo za njega. Imao je svoj novi život, a ja i pre toga kakva sam bila nisam htela da budem sa njim, a kamoli nakon što se oženio. Želela sam samo da bude dobro i znala sam da bi ga moja istina pogodila, i tada mi je zaista najlakše bilo da ga oteram daleko od mene, kao što sam to i uradila pre mnogo godina, ne bih li ga zaštitila. To se zove biti budala! Ušla sam u restoran, mama i tata su me čekali. Pogledala sam ih, bila je to moja mala porodica i sve što sam imala u tom trenutku. On je bio neko sa kim sam odrasla, deo mog života i svaki put je bilo tako teško otići od njega.

Sela sam za sto. Tata i mama su bili presrećni što sam stigla. Naravno, tata nikada nije priznao da sam bolesna. Trudio se da me ubedi da jedem neko specifično meso koje nikako nisam volela da jedem i za sve vreme moje agorafobije nikada nisam popila ništa alkoholno. Tata je uvek govorio da nisam čovek ako ne popijem i da ga ne blamiram sa čajevima. Možda od tuge, a možda od sreće, uzela sam od njega jednu, drugu, treću i to sve “na eks”.

Mama i tata su razgovarali tokom večere, a ja sam bila potpuno odsutna, daleko u svom svetu kada su zasvirali tamburaši.

Nasmejala sam se jer je on toliko voleo tu muziku i uvek mi je pevao, a ja sam slušala Sunshine i mrštila se na to što je slušao “narodnjake”. Te večeri su baš dobro došli kao da su hteli da me podsete… i to baš sa istim pesmama koje je on voleo, a zbog kojih smo uvek dolazili u sukobe. Te večeri sam ih volela više nego išta i u mislima ostala negde sa njim iako sam ga napustila ove večeri i mnogo pre toga.

I dalje se čudim samoj sebi kako sam, puna samopouzdanja, porazgovarala sa njim i ukratko predstavila svoj život, a on ni slutio nije da od kada sam se rastala sa njim skoro ceo moj život je bio soba i njena četiri zida. Vešto sam to skrivala od njega i drugih.

Ujutru sam se probudila blago mamurno. Nisam volela alkohol, dok je moj tata prilično uživao u njemu, ali susret sa njim, ne sa alkoholom, me je promenio. Sećala sam se reči koje mi je govorio kada smo bili klinci. Kada bih bila na korak od odustajanja od nečega stala bih i rekla da ne mogu, a on bi uvek rekao: ”Ti? Ma nema šanse!” Kamo sreće da sam ja toliko verovala u sebe. Rastankom od njega izgubila sam najvećeg prijatelja kojeg sam do tada imala.

a on bi uvek rekao: ”Ti? Ma nema šanse!” Kamo sreće da sam ja toliko verovala u sebe. Rastankom od njega izgubila sam najvećeg prijatelja kojeg sam do tada imala.

IV

MILAN KOJI SE ZOVE MLAĐA

Usledilo je ponovno vraćanje u moju borbu (tada sam još uvek koristila tu ružnu reč„borba“) da pronađem nekoga ko će mi pomoći pitajući se da li takav neko uopšte postoji.

Bile su mi smešne priče koje sam slušala od osoba kod kojih sam odlazila. Smejala sam se od muke.

Okretala sam mnogo brojeva telefona. Bila sam tako besna. Toliko godina je prošlo od mog prvog napada i očajnički sam želela da mi bude bolje. Što pre! i obično, kako to biva i u filmovima, okretala sam poslednjeg na spisku i već u sebi odustala od bilo kakvog uspeha. Javio se muški glas. Upitao me je koliko to traje, rekla sam: "Mnogo godina". "Uh!", rekao je iznenađeno. "Pa to je zaista mnogo". Tada sam mislila da se šali i očekivala da ce reći nešto konkretnije, bilo šta osim onoga što je rekao, a to je bilo: "Ipak bi bilo bolje da potražite nekog drugog", pošto sam mu prethodno objasnila odakle zovem. Smatrao je da živim previše daleko od njega i da će mi biti naporno da dolazim često, ako odlučim da krenemo zajedno u moju priču.

"Ne!", maltene sam vrisnula i odgovorila da nije bitno i da ću dolaziti bilo gde samo ako može da mi pomogne. To je bio probuđeni Supermen u meni i želja da ozdravim. Dogovorili smo se i tek kada sam spustila slušalicu shvatila sam da je njegova borba sa mnom počela tog trenutka sa pitanjem o daljini moje kuće i moje odlučnosti da se borim. Kasnije sam saznala da ima mnogo ljudi koji nisu motivisani, ali ja nisam mogla to da shvatim, jer sam samo želela bolji i normalniji život.

Na prvom susretu sa njim pojavila sam se kao advokat koji treba da dobije najljuću parnicu, jer sam besna i umorna od prethodnih lekara različitih stručnosti sa kojima sam se susretala.

U jednom trenutku našeg razgovora mi je rekao: "Spolja deluje kao da je sve u redu." Bilo je naizgled tako, ali sam htela, očiju punih suza, da mu prstom pokažem na unutra, na buru koja je kuljala, na mnoštvo bola i tuge, na bombu emocija u mojim grudima. Koliko toliko sam umela da se kontrolišem i to sam verovatno nasledila od bake, one druge, racionalnije, s tim što je ona kontrolisala sve oko sebe i uspevala u tome, a ja sam samo htela da iskontrolišem tugu, da se ne vidi spolja. To sam uspevala, ali jedva.

Uvek sam loše pamtila imena, pa sam čoveka koji se zvao Mlađa zvala Milan i krenula sa njim, nadajući se, u jedno moje bolje sutra.

Najteže je bilo krenuti sa pričom. Trebalo je objasniti, upustiti se ponovo u sve to. Trebalo je hrabrosti. Prethodnih godina sam samo ja slušala, a sada je trebalo da progovorim, iako mi je mama uvek govorila kako imam "jezičinu" na baku, onu racionalniju. Zastala je velika knedla u grlu i to je bio jedini simptom anksioznosti koji ide uz agorafobiju, jedini siptom koji do tada nisam imala a koji se pojavio u tom momentu.

Kažu, kada čovek krene da se leči, simptomi se pojačavaju. Krenuli su nikad gori napadi i kao da su bili sve jači svakoga dana. Tada sam se već uplašila i ponovo zapitala da li je dobro da sve to ponovo budim ili je bolje da ostanem na "dostignuću" da ponekada sama odem u grad, jer, pitala sam se, šta ako nakon svega ne budem mogla ni ovo malo što sam godinama gradila.

Poverenje. To je ono što mi je bilo najteže. Bilo je potrebno da ponovo verujem nekome, a to je trebalo da bude Mlađa.

Ponovo je krenulo sve ispočetka. Morala sam da prekinem fakultet i sve ostale tadašnje aktivnosti, jer nije bilo moguće da idem bilo gde, zbog napada koje je bilo jezivo izdržavati. Morala sam doneti veliku odluku. Da li ću ostati tu gde jesam ili ići dalje! Želela sam da idem dalje!

Ponekad mi se činilo da će bilo lako pričati, ali nije. Dan za danom taj čovek mi je ulivao sve više poverenja, a onda je trebalo da krene najteži deo. Pričajući priču ispočetka napadi su bili snažni, toliko da nisam nisam znala kako ću podneti. Nekada bih došla i samo gledala u njega. Nekada sam jedva disala. Jedva sam ulazila u kola da bi me moji dovezli, a onda opet taj strašni ulazak u kola i vožnja do kuće. Bila sam očajna, ali i znala da moram da prođem kroz to. To je jedna od onih stvari koju morate da prođete sami, jer zaista niko od bliže okoline ne može da vam pomogne, ne postoji način. Tata nije mogao stalno da me vozi i ponekad sam morala da idem autobusom. Sa svime sam napravila pauzu i moje stanje je bilo toliko pogoršano da je ulazak u autobus ponovo bio nemoguća misija. Agorafobičari imaju strašan strah od vožnje autobusom, javljaju se razni simptomi, od lupanja srca, gušenja, gubitka vazduha, do osećaja da će pasti u nesvest.

Osećaj da ću da se onesvestim je bio toliko jak da nisam mogla da mu se oduprem. Stigla sam do pola puta, izašla iz autobusa sa mamom i počela da plačem. Osećala sam se izgubljeno i više nisam mogla da izdržim. Nisam mogla da udem u autobus da nastavim, a ni sama nisam znala kako da se vratim kući. Sedela sam na sred ulice prepuštena očaju i želela da se sakrijem od svih ljudi na ovom svetu, da me niko ne vidi takvu.

Nazvala sam doktora i rekla kako ne mogu da maknem, da samo sedim i da ne mogu ni napred ni nazad. Rekao mi je da sačekam da prođe. Trajalo je satima, a ja sam bila već toliko iscrpljena od silnog drhtanja da mi se činilo da ću svakog momenta da zaspim.

Taman kada se sve smirilo mama se unervozila, počela da viče, ni ona više nije znala šta će, jer je i ona bila izmučena kao i ja. I dalje nisam mogla da se pomerim i sve to se odvijalo skoro pola dana. Tata je došao po nas i jedva sam stigla do kuće. Ponovo sam završila u krevetu prekrivena ćebetom preko glave, iscrpljenja od simptoma i plakanja sa odlukom da ne želim više da se borim, da ne mogu više da se borim, da je bilo bolje da sam ostala da živim po obrascu po kome sam naučila, iako ni tako nisam imala ništa, ali sam barem mogla da idem na fakultet. Ovako sam stala. I sa fakultetom i svime, bilo je nemoguće nastaviti.

Sledeći dan me niko nije mogao naterati da izađem iz kuće. Sedela sam na oknu prozora i posmatrala decu. I ona su čak bila jača od mene, mogli su normalno da se igraju, a ja ni da pređem prag kuće. Nisam htela više da idem kod Mlađe, niti bilo gde. Totalno sam odustala od svega. Bila sam umorna. Tako umorna. Bila sam senka senke. Nisam želela da me bilo ko vidi ili upita šta mi je. Kako bih mogla da objasnim. Znala sam da niko ne bi razumeo, a sve je opet lakše kada sa nekim podelite.

Mama mi je mnogo pomagala. Nekada smo samo sedele i pričale, nekada svađale i plakale. Osećala sam se kao da ne mogu više, ali sam se vratila kod Mlađe sa nekim čudnim besom u sebi.

Pokušali smo da pronađemo šta je izazvalo tolike napade kada sam iznenada počela da vičem. Za mene je to bilo toliko strano - svako je mogao svašta da mi kaže, ja nikada nisam vikala. Tog momenta sam vikala za sve prethodne godine ćutanja. Rekla sam Mlađi kako me je baš briga i da ovo nikada neće biti rešeno, a uostalom i da njemu nije stalo, da nemam nikoga, da sam sama i da je njemu lako da mi kaže da hodam, da moram da idem sama, ali da ni on, kao ni niko na ovom svetu, ne zna kroz šta ja prolazim; da je njega baš briga i da sam sama. Posmatrao me je i ćutao. Kada sam stigla kući ubrzo je zazvonio telefon. Bio je to Mlađa. Taj telefonski poziv mi je izmamio osmeh koji ne pamtim. Prvi koji nije bio veštački i navežban. Prvi pravi, iskreni osmeh posle toliko godina. Rekao je da je samo hteo da proveri da li sam dobro. Bila sam prezahvalna za taj poziv koji mi je dao svemirsku snagu i energiju. On je bio čovek i lekar i van svog posla, a takvi ljudi zaista leče i menjaju svet. Od tada sam stekla neistrošivo poverenje u Mlađu i sve je krenulo na bolje. Bila sam presrećna što sam imala barem jednu osobu koja je mogla da razume šta mi se dešava. Ja sam uvek u svemu bila brza, ali on je imao toliko znanja da je uvek bio korak ispred mene i to mi je pružalo dodatnu sigurnost. Težili smo tome da se vratim na fakultet. Polako sam se vraćala i nekako uspevala da polažem ispite. Govorio mi je koliko je to važno za mene, a ja sam se pitala, u trenucima kada mi je bilo baš teško, zašto da završavam fakultet kada sutra ionako neću moči da radim. On nije odustajao. Uvek mi je najteže padalo izaći iz kuće. Dok bih izašla, to je bilo spremanje kao kada neko ide u rat a ne da polaže ispit. Osećala sam se bedno od momenta saznanja da moram da izađem napolje pa sve do tih trenutaka kada sam sa mamom pod ruku dolazila na fakultet. Gledala sam kolege kako se druže, smeju, a ja nisam mogla sama da uđem u zgradu fakulteta. Agorafobičari u nekim mometima imaju osećaj da je neko mesto opasno za njih, bez obzira što nema realne opasnosti pa beže sa tog mesta, da bi izbegli nepodnošljive siptome ili osećaj da će pasti u nesvest.

Portir je verovatno jedini primetio da nisam "normalna", mada, u tim momentima i nisam baš bila. Utrčavala sam u zgradu, zatim bi mi pozlilo, onda sam istrčavala. Činjenica je bila da sam nakon svakog tog uspeha bila jača i bilo mi je drago što sam konačno imala nekoga ko se radovao mojim uspesima. Stiglo je još jedno leto i tog dana sam stigla kod Mlađe sa velikom flašom kisele vode. Bilo mi je ponovo loše, pa sam je kupila da, ako mi se ponovo pojavi napad, mogu da se polijem po glavi. Kada me je video, Mlađa je počeo da se smeje. Bila sam, ako ništa drugo, duhoviti agorafobičar.

Shvatila da su moje parodije bile dobre i da su mi pomagale. Usledio je dogovor da napustim Beograd na kratko. Za mene nemoguća misija, ali pre. Destinacija je bila odabrana, u pitanju je bio Zlatibor, jer su nam rekli da tamo vazdušne struje smiruju i pomažu kod štitne žlezde (koja je, mučenica, bila stresirana od mojih napada) pa su se svi usaglasili da bi za moj agorafobični test to putovanje bilo vrlo korisno. Sve je to bilo lepo osmišljeno, ali sama pomisao da ja toliko putujem autobusom i da odem toliko daleko od kuće me je bacala u nesvest i bez konkretnih napada. Agorafobičari stalno traže sigurnost, vezu se za jedno mesto, pa svako odvajanje od tog mesta za njih je tragedija, ne mogu da se udaljavaju daleko od kuće ili od svog sigurnog mesta.

Uz Mlađino ubeđivanje i spremnu ekipu koju su činili tetka, mama i ja, krenula sam na Zlatibor. Nisam znala da li ću uspeti da izdržim taj odlazak. Mlađi sam rekla da se ne odvaja od telefona. Zatvorila sam oči kao kada se neko spušta padobranom i krenula. Za nekoga smešan put, a za mene tako velik. Prethodnu noć nisam oka sklopila, pa sam se ponadala da ću možda zaspati u autobusu i tako od simptoma izbeći bar onesvešćivanje. Ništa. Nisam mogla da zaspim. Ujutru sam bila sam kao zapeta struna, sedela sam blizu vozača, za svaki slučaj da mu, ako ne budem mogla da izdržim, kažem da stane. Bilo je užasno, pa se onda smirilo, ali sam znala da moram to da savladam. Gledala sam mamu i tetku koje su, dok autobus još nije krenuo, otvorile pakovanja sendviča i jele. Eto, kako je nekome potrebno vrlo malo da bude srećan. Uživajući u sendvičima, potpuno su zaboravile da ja sedim ispred njih i da se gušim. Put je nekako prošao i stigle smo na Zlatibor. Prvo što sam pomislila kada sam izašla iz autobusa bilo je da li tu postoji hitna pomoć da sada mogu da se onesvestim na miru. Mama mi je rekla da slučajno ne padam u nesvest jer u tom mestu Hitna pomoć sigurno kasni. Neko je na Zlatiboru tražio hotel sa pet zvezdica, bazen, saunu, a ja sam samo razmišljala o hitnoj pomoći. Smestile smo se u naš apartman i ubrzo je trebalo da krenemo do Spomenika, mesta gde se nalaze te čudotovrne struje za opuštanje moje štitne žlezde. Međutim, postojao je jedan mali problem. Na Zlatiboru je u tom trenutku bilo oko trideset i nešto stepeni, a do Spomenika se dolazilo preko mnogo brda. Iako sam imala agorafobiju, za mene to nije predstavljalo problem, jer sam skoro čitav život plesala, bavila se sportom i fitnesom, ali, sa mnom su bile mama i tetka. U nekim momentima nisam mogla da ih vidim iza mene. Mama se mudro dosetila i ponela štap na koji se oslanjala. Kada sam se u jednom trenutku ponovo okrenula, tetke nigde nije bilo. Uplašila sam se i potrčala ka dole i tetku jedva uočila jer je bila visoka metar i žilet kako leži na sred brda u travi, predana situaciji i samo je zadihano prozborila: "Ne mogu". Taj prvi odlazak do Spomenika je bio traumatičan, ali kada smo stigle, samo što ga nisu poljubile. Pa, trebalo je popeti se uz ta brda nakon tolikih sendviča. Mama mi je samo vikala da dišem. Rekla sam joj da dišem i da ne mogu više i dublje, ali ona je uvek želela da svaku situaciju iskoristi maksimalno pogotovo kada je bilo nešto dobro za nerve. Tako mi je jedne godine, kada smo bili u Soko banji, gurala glavu u neki ledeni izvor za koji su meštani pričali da je dobar za nerve. Ona je to vrlo ozbiljno shvatila. Voda u tom izvoru je, imala sam utisak, bila na 15 stepeni ispod nule, ali mama nije odustajala kada su nervi bili u pitanju. Ja sam čak nekada pomišljala da je to kod mene imalo suprotan efekat, pa sam možda i zbog toga dobila agorafobiju, kao uspomenu iz banje. Svašta mi je padalo na pamet i tako sam i sada, ne znam tačno na kojoj nadmorskoj visini, morala da dišem. Moram priznati, bilo je bolje od ledene vode u banji. Za agorafobičare svaki otvoren prostor je stvarao veliku tenziju, ali nisam reagovala, možda je ipak bilo nečega u tom vazduhu. Oko nas su samo bile provalije i doline i bio je samo jedan krug po kome smo mogli da hodamo oko spomenika. Udahnula sam još jednom duboko, okrenula glavu i umalo se nisam ugušila ali ovaj put ne od napada. Zastao mi je dah kada sam videla dečka koji nam se približavao. Bio je na konju.

Pogledala sam tetku, oči su joj zasijale i već sam naslutila po tom pogledu kako je u sekundi isplanirana udaja za njega. Ja sam pomislila na mog princa iz bajke. Nisam se ni okrenula, a tetka je već pričala sa njim. On je sišao sa konja onim čuvenim, filmskim skokom i ja zamalo nisam pala u nesvest. Mamu taj deo uopšte nije interesovao. Ona je bila zauzeta maksimalnom iskorišćenošću disanja da sam pomislila na kraju da će se ona onesvestiti od tolikog gutanja vazduha. Iznenada sam čula: "Ovo je Zorana". Okrenula sam se, a on je bio ispred mene. On i konj. Ne pamtim kada sam pričala sa nekim. Od svih sam bežala svih ovih godina, ali i želela bar nekome da izgovorim "zdravo", ali mi nije uspevalo. On me je upitao: "Hoćeš da probaš?" Začuđeno sam pitala:,,Šta?" "Jedan krug", odgovorio je. Tetka je već pristala umesto mene, a ja sam se nalazila na teškim mukama misleći samo na to kako ću se izblamirati. Strah od sramote nikako nisam mogla da odagnam. Dok sam se osvestila on mi je već pružio ruku da se popnem na konja. Jooooj, mislila sam, kada dođem u Beograd prvo ću svašta da kažem Mlađi, što me je naterao na Zlatibor, a sa ove dve ću se obračunati u apartmanu. Mada, ipak, to je bio divan nepoznati mladić, i konj. Ma, kako ću da se izblamiram. Popela sam se na konja i u sebi pomislila da li je iko ko je imao agorafobiju još sedeo na konju, maltene na vrhu Zlatibora. Tetka je bila prezadovoljna. Rekao je: "Kreni!" "Gde da krenem", mislila sam i samo što nisam počela da plačem. Za mene je bilo previše sav taj otvoren prostor, a kamoli sada i konj i ja na njemu. Konj je počeo da se kreće, a ja sam utrnula. Videla sam samo tetku i nepoznatog mladića kako oduševljeno gledaju. Ona je toliko urlala da su se svi okrenuli u našem pravcu. "Ista si Greta Garbo!" Bila sam ukočena, ali u trenutku sam osetila i slobodu. Posle toliko godina osetila sam se kao da sam na vrhu, snažna i puna samopuzdanja. Onda je naišla i negativna misao tj. neko mi je nekada rekao da konji osećaju strahove i pomislila sam šta ako on oseti sve moje strahove (jer ja sam bila tempirana bomba zvana strah). I šta ako me zbaci, dole, bilo gde?! Konj je srećom zastao da jede, ali misli su i dalje navirale: "Šta ako sada pojede nešto što mu se ne sviđa i ritne me?" "Mili moj konjiću", zalepila sam se za njega, "molim te nemoj me zbaciti. Znam da sam agorafobičar, ali molim te nemoj me zbaciti dole." Konj me nije konstatovao tj. vratio me je do tetke koja je već verovatno osmislila tekst pozivnica za naše venčanje. Sve to je bilo previše za mene, ali mi je prijalo. Kada je trebalo da progovorim sa mladićem, ja sam zbrisala. Tetka me je samo kritikovala, ali šta sam drugo mogla. Kako da npr. izađem sa njim kada ni sama nisam mogla. Treblo ja da idem po ulici i padam. Ne, još je bilo rano za to.

Mama se nadisala vazduha, tetka je i dalje kovala priču, a ja sam samo želela da vidim krevet. Zaspala sam te noći kao beba, posle dugo vremena.

Taj događaj mi je dao snagu i poželela sam da izađem. Pošto, naravno, nisam mogla sama, mama i tetka su morale sa mnom. Naredno veče je bilo isplanirano za to. Kada smo ušle u klub, činilo mi se da je muzika zastala na minut. Bio je to verovatno šok za posetioce kluba, jer još niko nije došao u noćni klub sa mamom i tetkom. Želela sam da igram, odavno to nisam radila negde osim u mojoj sobi. Prijalo mi je. Tetki sam zapretila da se ne odvaja od mene posebno ako neko pokuša da mi priđe. Tetka i ja smo igrale, a mama je sedela, kao po običaju. Ubrzo mi je prišao neki dečko, a tetka je uskočila između nas. Pokušao je da započne razgovor sa mnom i nikako nije hteo da ode. Nisam bila sposobna ni prijateljstvo da sklopim, jer opet, kako bih objasnila nekome da ne mogu da izađem da prošetam, da ne mogu normalno da sedim u restoranu na kafi. On je bio toliko uporan da sam na kraju istrčala iz kluba, tetka za mnom, a mama uopšte nije primetila da nas nema, ona je bila negde u mislima, kao i uvek u svojim kalkulacijama. Nadale smo se da će izaći, da će primetiti da nas nema, ali ne, na kraju je tetka ipak morala da ide po nju.

Iako je to bilo malo mesto, dobro je bilo što se posle akcija bega više nisam srela sa određenim osobama jer time sam izbegla mnoga objašnjenja. Na Zlatiboru su me neki meštani koje smo često sretali prozvali "Zone", jer sam svuda išla sa mamom i tetkom pod ruku. Naravno da niko nije znao, niti slutio pravi razlog za to. Ono što smo promenili na Zlatiboru bilo je to da su u taj klub sve devojke počele da dovode svoje mame i tetke da izlaze. Tako je moja agorafobiija tog leta napravila jedan novi trend na Zlatiboru.

Vratila sam se kući i sve ispričala Mlađi. On je bio oduševljen, a i meni je bilo lakše jer mi je Zlatibor doneo novu sigurnostt koja mi je bila preko potrebna. Čini mi se da jedino tetka nije bila u potpunosti zadovoljna odmorom na Zlatiboru. Žalila je zbog moje neuspele romanse sa dečkom na konju, o kojoj je maštala.

Od Zlatibora je krenulo sve na bolje i približavao se kraj mom studiranju. Ostao je još jedan težak ispit. Taj dan je bio jedan od retkih kada mi je ponovo bilo baš loše. Opet nisam mogla tek tako da uđem na fakultet, a kada sam uspela da se približim sali gde se polagalo, svi su stajali pokunjenih lica i rekli mi kako bolje da ne ulazim i kako je profesor sve oborio. Tog dana sam imala neka čudna kočenja koja meni inače nisu bila toliko svojstvena u mojoj avanturi sa agorafobijom, ali kao za maler, tog dana sve mi se kočilo. Ušla sam ipak u salu i čekala red. Kada me je prozvao, nisam mogla da ustanem. Ispred sale su se maltene spremali protesti da se "sruši" taj profesor. Smogla sam snage da ustanem i sednem ispred njega. Međutim, moja vilica se totalno ukočila. Ukočila toliko da zaista nisam mogla da otvorim usta, a profesor je već počeo sa pitanjima. Gledao me je u čudu, dok sam ja kao u crtanom filmu pokušavala da nešto kažem, ali nisam mogla. Izgledala sam kao riba na suvom, nemo otvarajući usta. Trudila se i u sebi smirivala, ali jednostavno nije išlo. Od mene ni glasa. Mada, u čoveku se, kada nešto jako želi, probudi neka čudna snaga i ja sam odjednom, kao iz topa, počela da pričam (valjda od silnih strahova od kočenja i nesvestice). Bio je šokiran koliko sam brzo pričala. Položila sam. Mama i ja samo što nismo zaplakale. Bila je to moja velika nagrada za trud, jer sam samo ja znala kroz šta sam prolazila da bih uopšte došla da polažem. Pred taj poslednji ispit čula sam muziku i ugledala dečka koji je svirao u holu fakulteta. Prijala mi je ta muzika. Ni slutila nisam da ću ga sresti nekoliko godina kasnije.

Fakultet je definitivno bio završen. Otišla sam presrećna kod Mlađe da mu saopštim radosnu vest.

V

POKIDANA ETIKETA i MR. PERFECT

Život je počeo da se menja na bolje, ali sam i dalje bila veoma usamljena. O ljubavnom životu nisam ni razmišljala, to je bilo tako daleko za mene. Bilo mi je isuviše komplikovano da objasnim nekome. Moja agorafobija je bila mnogo teža jer sam kroz sve prolazila sama. Ali, meni se tako potrefilo.

Završetak fakulteta nije promenio mnogo toga, osim osećaja blage ispunjenosti da sam bar nešto uradila, jer neke moje drugarice su se udale, imale decu ili dobar posao, a ja ni jedno, ni drugo ni treće. Bežala sam od ljudi koji me nisu dugo videli i kojima bih morala samo da odgovaram sa ne, ne i ne. Bilo je teško pobeći ili se na kratko sakriti od tuge i naći motiv koji će mi pomoći da istrajem. Opet ni za jednu pozitivnu stavku u mom životu nisam mogla da se uhvatim i tuga je bivala sve veća. Dugo sam u očaju tražila posao, ali ništa nije bilo od toga. Pitala sam se i kada bih ga našla da li bih mogla svaki dan da idem na isti, šta bih radila ako mi pozli, kako bih to rešila. Još hiljadu pitanja je odzvanjalo u glavi, bez ijednog odgovora. Vreme sam provodila tražeći posao i čitajući, ne sluteći koliko će mi sve te stvari zaista sutra biti od pomoći, ali bez obzira, polagano sam počela sve dublje da tonem i to se videlo. Život mi je bio veoma jednoličan sa uvek istim pitanjem: "Hoću li ili neću moći da izađem napolje?!" Ti mali uspesi nisu bili dovoljni da verujem u sebe i da se povratim od kompleksa niže vrednosti koji sam dobila u paketu sa agorafobijom. Mlađa je uvek znao da me oraspoloži i uteši govoreći da bi bilo gore da imam kompleks više vrednosti (ali to kao da je ustvari bilo isto). Kako god, dugo vremena se ništa značajno nije promenilo u mom životu osim što sam se povremeno vraćala onome što sam radila od kada znam za sebe. Bili su tu ples, sport, ali samo u kućnoj varijanti, jer nisam ni pomišljala da se vratim na treninge. Mlađa me je pozvao jednog dana i poslao na razgovor kod jednog profesora za posao. Kada mi je to saopštio, zaplakala sam. Nisam mogla da verujem da se usudio da me preporuči nekome. Osećala sam se tako bezvredno zbog svega i samo se plašila da ga ne obrukam. Kada sam došla na fakultet uvidela sam da je profesor divan I, iako posao nije bio adekvatan, taj čovek je rekao kako bi trebalo da upišem novinarastvo, kako će mi on pomoći i kako bih ja tu zablistala. Nisam mogla da verujem šta je pričao i nije mi bilo tako važno zbog posla već sam bila srećna jer nisam obrukala Mlađu. Koliko god to tužno zvučalo, ja sam zaista tako mislila, a i šta sam mogla misliti, ne o sebi koja nije bila sposobna da izađe iz kuće, već da ne obrukam čoveka koji se usudio da veruje u mene.

Počeli su se javljati i strahovi za egzistenciju i sve to zajedno je činilo jedan veliki krug. Agorafobija nije bila priznata kao bolest i ja sam se pitala šta ću sutra, šta ako ne budem mogla da radim, kako ću. Bila sam preplašena. Ono što je bilo specifično jeste da ono što je za nekoga bilo normalno, za agorafobičara je bilo preteško, na primer organizovanje jednog običnog dana. Zaista mi je bila neophodna čitava strategija i to je oduzimalo mnogo energije. Posle razgovora sa tim profesorom, pomak se pojavio i uskoro sam našla posao sa ultra-minimalnim primanjima, ali meni je bilo samo važno da imam posao i pokušam normalno da funkcionišem.

Kada imate agorafobiju razmišljate samo da li ćete prvo moći sve one stvari koje su za druge mehaničke, rutinske. Tek kada to savladate onda krećete dalje. Nije bilo lako.

Bila je to ne baš uspešna marketinška agencija i prvi dan mi je zaista bio grozan. Napadi su bili učestali, a ja sam se samo trudila da ih izguram i budem prisebna pred svim tim ljudima. Koleginice su bile… pa, kako koja. Prijatne i neprijatne, ali nisam mogla i time da se bavim. Jedino što sam morala jeste da pokušam da naviknem sebe na posao bez napada i na normalno sedenje u gužvi. Na poslu sam se osećala kao zaglavljena u blatu iz koga nikako nisam mogla da se izvučem. Pitala sam se zašto li sam uopšte završila fakultet. Mnoštvo stvari sam završavala radi egzistencije i iz straha, a ne zato što sam to volela, a i moji nisu baš mogli da me zamisle kako samo "skakućem", kako su nazivali moj ples. Mada, donekle su verovatno i bili u pravu, jer stanje u zemlji je bilo zaista teško i morao si imati "normalan" posao. Svejedno, sve više sam se vraćala sobi i plesu, tako preživljavajući to usamljeno vreme i pripremala sebe za sledeći dan. Čini mi se da sam kod sebe imala sve neophodne stvari, odnosno čitav pribor za sprečavanje padanja u nesvest i tako sam svaki dan išla na posao. Bila sam priključena na mnoge mreze za traženje posla i jednog dana mi je stigao neobičan mejl. Taman kada sam htela da ga otvorim, kompjuter se ugasio i više nije davao znake života. Morala sam da sačekam da pozovem brata radi popravke. Kada je video mail počeo je da se smeje: "Evo ti ponuda za posao. Sport!" Pogledala sam ga, ni sama ne znam zašto, zapisala broj i ostavila cedulju na stolu. Ko zna koliko dana je prošlo dok nisam okrenula taj broj i bilo je to baš onda kada sam pomišljala da bacim ceduljicu, ali, ipak sam pozvala. Javio se ozbiljan muški glas. Toliko ozbiljan da sam se naježila i pomislila: "Ovaj priča kao da ima tri agorafobije".

Pomislila sam – ma, šta ja uopšte i pričam o tome. Kakav sport?! Sigurno bih baš mogla da držim treninge sa svim ovim problemima. Ali opet jedna čudna magija se pojavila u tom ključnom trenutku i ja sam se spontano dogovorila da dođem da vidim o čemu se radi. Nikada neću zaboraviti hladnoću glasa koju sam osetila kada sam ga prvi put čula. Pomislila sam: "Ovaj čovek mora da ima sto godina. Neverovatno je ozbiljan!"

Spremila sam se te večeri i krenula. Mama me je samo pogledala, u šoku, jer pre nego što bih se odlučila na nešto svih prethodnih godina, vagala sam minimum petnaest dana. Kada kažem "odlučila na nešto", pretežno mislim na moj izlazak iz kuće. Nesigurno sam tapkala ka dogovorenoj lokaciji, kada je opet zazvonio telefon. I dok sam se spremala da ponovo pregrmim taj hladan i ozbiljan glas, javio se isti čovek, ali sada mi se učinilo kao da je u pitanju mladić. Bila sam zbunjena i pitala se šta ću još videti kada dođem tamo? Možda vanzemaljca?

Čim sam ga ugledala, znala sam da je to on. Sedeo je u kafeu i zaista malo podsećao na vanzemaljca. Ustao je da me sačeka, nakon mog poziva mobilnim telefonom da sam stigla, i odmah smo krenuli ka sali. Kako smo se ugledali, osetila sam nešto drugačije. Međutim, nisam mogla prvo veče da istražujem to osećanje, jer sam samo bila opterećena time da se ne onesvestim. Ni sama nisam znala zašto, ali kući sam stigla drugačija. Kada smo se sledeći put sastali na treningu, znam da mi je objašnjavao i govorio da idem desno, ali ja sam išla levo. Od samog početka kako me je upoznao iz neobjašnjivih razloga je na treninzima urlao na mene. Toliko je vikao da su se svi okolo čudili. Jeste bilo čudno, ali sam ujedno osetila i čudnu zaštićenost u tim momentima od strane tog nepoznatog čoveka. Dok je on bio u tom svom "momentu vikanja", ja sam odlazila u svoje snove. Ni sama ne znam kuda sam sve lutala. Zamišljala sam ga kako stiže na konju i imala blagi smešak na licu, a on je još više vikao i začuđeno me gledao.

Verovatno je pomislio da nisam normalna. Ja sam se smeškala dok je on vikao i pitala šta bi tek bilo da zna za fobiju. Ona me je pratila svuda.

Bila sam tako srećna nakon mnogo vremena i nastavila da dolazim na treninge posle posla, ali nisam bila prisutna uopšte. Kada je izrazio želju da izađemo, kao po starom dobrom običaju, ja sam zbrisala. Poslala sam mu poruku da sam bolesna i da ne mogu da dolazim neko vreme u nadi da će početi da me ignoriše, ali on je odgovorio da dođem kada ozdravim. Bila sam u šoku jer nakon toliko godina u mojim grudima se polagano probijalo neko novo, ili davno zaboravljeno osećanje koje kao da je guralo bes, strah i tugu. Divno je bilo osetiti sreću.

Čekala sam desetak dana da prođe moja prehlada. Pritom, na poslu su se izdešavale neke loše stvari i ja sam opet bila u haosu. Firma nije isplaćivala plate i svi su odlazili. Nakon tih desetak dana sam ponovo otišla na trening, sa dva napada pre polaska, ali sam otišla. Kružila sam oko sale kao orao pre nego što sam ušla. Kada sam ušla i videla ga, mislila sam da ću se zaista onesvestiti, ali ne od napada panike već od sreće. Čudno je bilo to kako nisam mogla da se pomerim, a kamoli da treniram kada je on tu. Te večeri me Mr. Perfect, kako sam ga nazvala, ponovo pozvao da izađemo. Dobio je to ime jer je jedini uspeo posle toliko godina da u meni probudi to davno, zarobljeno osećanje. Rekla sam da žurim, da me čekaju kod kuće da spremamo zimnicu. Nalupetala još ko zna šta i naravno, opet zbrisala. Nakon toga trebalo mi je čitavih 28 dana da odlučim i skupim snage da pristanem na taj izlazak. Za to vreme u firmi je bilo sve gore i opet sam se nalazila negde blizu nule tj. bez one tri stvari zbog kojih treba u tim godinama da dobijete etiketu uspešne žene, a to su: posao, udaja, deca. Mada, bio je tu i jedan mali plus-poziv za izlazak koji je jos uvek važio.

Žarko sam želela da izađem sa njim. Plačući sam otišla sam kod Mlađe i rekla kako je on divan, predivan, a ja nemam ništa. I šta ću ako se onesvestim tamo?! Pomisliće da sam luda, a možda stvarno i jesam. Međutim, činjenica je bila da sam ojačala i da sam već samostalno, koliko god to smešno zvučalo, išla na posao i kretala se, pa je, kao što je Mlađa i rekao, red bio da posle toliko godina imam nekoga.

Ono čega sam se najviše plašila bilo je to da me pozove u neki restoran ili klub, jer znam da ne bih mogla da progovorim koliko bi mi bilo loše, jer agorafobičari ne mogu da podnesu gužvu, masu ljudi. Dvadeset i osam dana sam se premišljala kako ću i šta ću, a on, nije me zaboravio. Napokon je došao taj čuveni trenutak posle ko zna koliko godina.

Sve stvari koje sam imala sam izvadila iz ormara, nisam znala šta da obučem i na kraju me je mama našla kako ležim na gomili stvari na ivici plača. Bila sam u panici. Nesnosnu tremu sam imala, frizura mi je bila nikada gora i jednostavno nisam mogla da izađem. Ležala sam na toj gomili garderobe, dok me je mama držala kao Kosovka devojka ranjenika, kada je stigla poruka: "Stigao sam!"

Tada je tek nastupio haos. On je poranio, a ja se nisam ni obukla. Možda je to bilo i bolje jer sada zaista nisam imala vremena da razmišljam o garderobi. Mama me je česljala dok sam se ja oblačila. Na kraju sam samo duboko udahnula i istrčala. Mama je bila srećna, jer me u toj situaciji, izlaska sa nekim, nije videla godinama. Nakon nekoliko koraka sam se okrenula, ona je stajala na vratima. Toliko sam se uplašila da sam poželela da odustanem od svega i vratim su u kuću kod mame u zagrljaj. Međutim, mama nikada nije bila emotivni tip, ili je samo tako predstavljala sebe, pa je samo zalupila ulazna vrata i tada sam shvatila da je vreme da idem. Mama je uvek znala kako da me motiviše.

Rekao je:,,Hello!" Kada sam sela u kola, tek tada sam postala svesna šta mi se zaista desilo i šta se dešava, da sam sada sa njim, da ne mogu da pozovem mamu ili Mlađu ako krenu napadi panike. Samo nisam želela da se osramotim i bila sam u ne baš zavidnoj situaciji. On me je pitao gde želim da idemo, a ja nisam mogla ni da beknem. O ne, pomislila sam, šta da kažem. "E, ne možemo nigde gde je gužva, jer ću ja pasti u nesvest". Međutim, sada je upitao to isto, ali konkretizujući - želim li u neki restoran, klub ili kod njega.

Uh! Najviše bi mi odgovaralo da kažem kod njega, ali to bi onda značilo… zna se već šta… Moj strah je bio sve veći i ipak tiho procvileh kroz zube: "Kod tebe…" Osećala sam se tako bedno i bila toliko besna što nisam mogla normalno da izađem na večeru i ko zna šta će on sada pomisliti o meni.

Oduvek sam sanjala da živim u potkrovlju, a njegov stan je baš bio u potkrovlju. Ni manje ni više, on je zaista pomislio da sam laka i pojavio se sa kamerom. "Jooj", pomislila sam, "ovaj misli da sam neka porno zvezda jer sam rekla da idemo kod njega u stan, a ja sam u stvari bila samo običan uplašeni agorafobičar". Od muke mi je došlo da se bacim sa sedmog sprata.

On je neko vreme bio u kuhinji i kada se vratio i pogledao me, ništa mu nije bilo jasno. Stajala sam još uvek u jakni i drhtala kao da me je neko prikačio na struju. "Je li ti hladno", pitao me je. Nisam mogla da odgovorim. Videla sam da je zbunjen, jer verovatno nikada pre nije imao priliku da sretne devojku koja prvo veče želi da ide kod njega, a onda stoji u jakni zakopčana do grla i trese se. "Eh, pritom", mislila sam, "još da znaš, mučeniče, da imam i agorafobiju". Skuvao je čaj, potom zastao i pogledao me. Bio je vidno zbunjen. Odložio je kameru i mislim da je od tog momenta počela naša priča. Čini mi se da sam sve bitne stvari započinjala 28. oktobra, ako me sećanje dobro služi. Međutim, da zlo bude veće, nijedan zagrljajčić nije pao i ja sam samo sebi ponavljala: "Eto ti, seljančuro, kada si ipak pristala da izađeš, vidiš da bi bilo bolje da si ostala kod kuće". On je počeo da priča na neke sumanute teme, dok sam se ja samo razmišljala kako ću da izdržim sve ovo i samo što se nisam rasplakala. On je bio veoma uspešan u svemu što je radio i iskreno sam mu se divila zbog svega toga. Odjednom me je upitao da li moram da prespavam kod kuće. Iznenadilo me je to pitanje i ja sam, valjda šokirana situacijom, rekla da moram. Činilo mi se kao da sam ostala na nivou devojčice kada je sve krenulo sa fobijom, jer godine su prošle, svašta se izdešavalo, ali ja... Pogledao me je začuđeno, ali ništa nije komentarisao. Rekla sam mu da je vreme da krenemo jer bilo mi je toliko očigledno da sve to među nama ne funkcioniše i htela sam samo što pre da dođem kući I, ako mogu, da se kao jedan normalan agorafobičar zatvorim, ne u kuću, već u ormar. Odvezao me je kući i rekao da želi se čujemo. Izašla sam iz kola pokunjena. Nisam se zatvorila u ormar da se mama ne bi nervirala, ali sam se pokrila jastukom i ćebetom preko glave i htela da zaboravim sve što mi se desilo te večeri. Ujutru sam otišla na posao i znala da je i to kraj i da i ja moram da napustim firmu. O poslu nisam razmišljala. Još uvek sam zbog sinoćnjeg sastanka samo razmišljala i gledala u jednu tačku. Dugo sam čuvala flajer koji mi je dao i tek tada videla da ima sajt, pa sam odlučila to malo istražiti. Na sajtu je bilo mnoštvo njegovih fotografija sa manekenkama, modelima. Nesvesno sam čučnula ispod stola želeći da se sakrijem ne znam od čega, umesto da sam jednostavno zatvorila tab.

Uvek sam imala ogroman talenat da sama sebi zakomplikujem život.

Koleginica me je gledala u čudu. Mislila sam da je bolje razmišljati i o njemu nego o glupim napadima panike. Dok smo se nas dve, zbog čitave situacije tugaljivo vraćale

Vasinom kući, stigla mi je poruka: "Špageti?" Nisam mogla da govorim, samo sam joj pružila telefon i rekla da to očigledno znači da ipak nije pomislio da nisam normalna. Počela je da se smeje i onda smo sačekale nekoliko minuta da bismo odgovorile jer valjda je to tako bilo kul. Naravno da mi se išlo na špagete, ali pitala sam se zašto, kada sam već takva kakva jesam, samo idem da se blamiram, a opet činjenica da izgubim Mr. Perfecta nije mi baš prijala, osećala sam se tužno zbog toga.

Pre toga sam se videla sa kumom koja mi je rekla da, ako ja ne vratim svoj mozak u stvarnost, ona će ga vratiti i da se lepo ne femkam nego da ostanem kod njega i da se ponašam u skladu sa godinama. Bila sam iznenađena njenim rečenicama i pitala se kako ću ja to izvesti. Ona mi je rekla: "Reci mu da možes sada!" Pitala sam je da li je normalna, ionako se ponašam čudno, pa tek će tada misliti da nisam normalna.

Mislila sam da su špageti bili samo izgovor, ali on ih je zaista napravio. Bilo je kasno da jedem, ali sam jela, i te špagete sam kasnije svaki put pravila kada bismo se posvađali ili kada bi mi nedostajao. I sve je to bilo lepo, ali ja sam samo priželjkivala da me već jednom poljubi. Od poljupca nije bilo ni traga. Sada sam ja bila zbunjena. Ko je sada ovde lud, on ili ja?! Taman kada sam završavala sa jelom, setila sam se da je možda vreme da mu kažem da mogu i želim da ostanem kod njega. Šetala sam nervozno po uglačanom parketu i mislila sam da ako se izblamiram, kumu neće niko spasiti. On je gledao TV, a ja palila cigarete, jednu za drugom. Umalo se nisam i ja zapalila od nervoze i samo sam rekla: "Ja mogu ipak da ostanem kod tebe!" i nasmešila se. U tom trenutku nisam disala. On je skočio i pitao:,,Da ostaneš?! Šta ce tvoji roditelji da pomisle?" Pitala sam se da li je stvarno moguće da sam od toliko ljudi na svetu pronašla baš njega koji je bio luđi nego ja. Samo sam sela pored njega i pridružila mu se u gledanju TV-a. Samo me je jedna stvar držala da se ne onesvestim, a to je bila činjeninca da ću doći kući i zadaviti kumu. Sve vreme "gledanja" televizora sam se osećala kao idiot, kada je on počeo svoju priču… Samo što nisam počela da plačem, ma ne izbrisala sam je istog momenta, izbrisala sam sve što je rekao. Šteta što nisam pričala jer to je bio jedini put kada je on pričao sa mnom o tome, o njegovom strahu, o njegovom problemu. Došla sam kući kao prebijena. On, Mr. Perfect da ima strah od nečega. Pa, to je bilo nezamislivo. Oko njega su i dalje bile predivne devojke i on je i dalje delovao kao Mr. Perfect, a ja sam bila ubijena u pojam. Usledio je susret sa Mlađom, sve sam mu ispričala. Bio je iznenađen i rekao mi da je to teško i da neću to izdržati ukoliko on ne želi da se promeni tj. da pokuša da promeni. Nadala sam se tome. Nadala sam se uspehu. Nisam bila sigurna ni da li će se ikada više javiti, ni zašto bi. Bilo mi je jasno da je to veliki problem i još moj pored, ali ja sam se borila sa mojim dugo godina i mislila sam da imam snage da se izborim i sa njegovim. On je bio čovek koji me je neverovatno pokretao i ne znam kako bih opisala našu vezu osim da smo jeli špagete i gledali TV. Morala sam da odlučim da li idem ili ostajem da se borim, jer on se ipak javio. Odlučila sam da ostanem i da pokušam da uđem u borbu sa još jednim strahom. Prvim koji nije bio moj. Dala sam otkaz na poslu ali sam sada imala njega i dodatni motiv da se borim. Smešno mi je sada, ali sam tada znala koliko je njega ispunjavao njegov javni život. Rekao mi je jednom prilikom da ne živimo istim životima. Ipak sam ja bila samo neki obični, agorafobični anonimus, ali ja sam tada verovatno bila u nekoj misiji savlađivanja straha i zaboravljala na sve uvrede koje su se pojavljivale. On je bio zaljubljen u sebe i u sve te poznate ličnosti koje su ga okruživale. To je bio njegov svet. Sa druge strane sam bila ja, bez posla, bez ičega, sa dijagnozom agorafobije kojoj je u tim trenucima jedino zadovljstvo predstavljalo da napravi zakasneli ajvar od paprika iz zamrzivača. Ali, on je voleo taj ajvar. Ne znam zašto smo se nas dvoje viđali i gledali TV, bez zagrljaja, bez ičega… ali jesmo. Nigde nismo izlazili, niko nas nikada nije video zajedno. Imali smo neki naš mali svet koji je bio samo prijateljski i koji smo samo mi razumeli. Otrčala sam kod Mlađe i pitala ga da li da mu kažem za agorafobiju. To je za mene bilo veoma teško ali mislila sam ako mu ja kažem da je meni bilo mnogo gore i da sam ja morala da se suočim sa strahom inače ne bih mogla da izađem iz kuće, da će on shvatiti da može, da može da pokuša da se izbori sa svojim.

Pitala sam Mlađu kako da mu kažem, jer nisam mogla tek tako, iz straha da neće razumeti. Bilo mi je tako teško da to ikada ikome saopštim, pa sam svih ovih godina samo bežala od ljudi da to ne bih prevalila preko usana. Ali, zavolela sam to čudno biće i želela da on ozdravi. Želela sam da mu ispričam sve o meni, ako će to pomoći da on bude bolje. Mlađa mi je bio velika podrška i ne znam kako bih to sve izgurala sama. Došlo je to veče, dok je Mr. Perfect buljio u kompjuter, TV i mobilni u isto vreme, a ja nam spremala večeru. Sećam se da mi je sve ispadalo iz ruku od treme i ponovo sam nervozno hodala oko njega, kao orao sa Mlađom u mislima, govoreći sebi kako ja to mogu. Očekivala sam spektakularni trenutak kada to budem izgovarala, nešto nalik nekoj dobroj filmskoj sceni, romantičnoj, ali izgovaranje tih reči posle toliko godina za mene je predstavljalo tragediju.

Odjednom sam počela da govorim: "Sećaš se da sam ti pomenula da sam ja bila bolesna?" Samo me je pogledao. Super, dobila sam sekund pažnje! "Znaš, bolest je bila agorafobija". Mislila sam da mi sada zaista ne gine onesvešćivanje sa sve tanjirom koji sam držala u ruci i sendvičima u obliku srca. Zastao je. Očekivala da će ustati, prići, da će reći nešto utešno, a on se samo obgrlio rukama i podrugljivo rekao: "Brrrr, plašim se, ne mogu da izađem napolje!" i vratio se da gleda u kompjuter. Ostala sam skamenjena! Očekivala sam da ćemo plakati, doći do zajedničkih tema, možda se zagrliti, a on se samo narugao i vratio u svoj svet. Iako je, znala sam na osnovu komentara koji je dao, dobro znao šta je agorafobija. Ponovo sam htela da se onesvestim, ali sam samo sela i pojela te sendviče iako sam mrzela sendviče! Ovi su bili u obliku srca, a moje je u tim momentima bilo slomljeno i to dobro.

Nikada me nije pitao ni kako ni zašto. Kada sam sve to ispričala Mlađi, on samo što nije plakao od smeha. Moja drama da kažem nekome za agorafobiju koja je trajala toliko godina se završila sa nekoliko reči: "Brrrr, plašim se, ne mogu da izađem napolje!"

Od tada smo započeli rat. Mada, bio je to možda najbolji rat za mene, ako ijedan može da bude pozitivan. Odrastala sam vrlo strogo i sada sam ponovo bila u nekoj priči gde nisam znala ni ko smo, ni šta smo, sa čovekom koji nije znao da kaže lepu reč, već je ljubav iskazivao urlanjem. To je bio jedan novi vid iskazivanja ljubavi. Bilo je to stvarno ludo shvatiti i pitala sam se koliko takvih iracionalnih priča će se jos odigrati u mom životu.

Tako se nekada jednostavno nametne.

Da sam tada nekome ispričala da se viđam sa nekim, bez zagrljaja i da sam ostajala u toj priči, sigurno mi ne bi poverovao. Nije mi bilo jasno zašto on ostaje sa mnom, a i ja sa njim. Umesto objašnjenja i razgovora, ponovo sam se sakrila u svom svetu.

Oko njega je uvek bilo mnogo prelepih devojaka, a ja sam se osećala tako bezvredno i često, kada bih došla kod njega, stajala sam u kuhinji naslonjena na radijator da se ne bih skljokala od tuge. Uvek sam razmišljala i podsećala se kako nemam ni posao, a on je tako uspešan.

On je imao problem, ali za njega niko nije znao i mogao je donekle da ga sakrije. Vikao je na mene zašto se ne vratim plesu, zašto se ne vratim nečemu što volim. Ja jesam plesala za sebe, ali se nisam usuđivala da držim treninge. I dalje sam tražila posao koji sam mrzela dok ga konačno nisam našla, ali na Altini koja je bila hiljadu kilometara udaljena od mene. Ustajala sam u četiri ujutru da bih na vreme stizala na posao. Zaposlila sam se u privatnoj firmi, u proizvodnji, kao ekonomista i to je bilo strašno. Žena sa kojom sam radila je bila veoma teška tako da mi je bilo lakše da što više vremena provodim u proizvodnji, nego da sedim sa njom u kancelariji. Ponovo sam bila očajna, ali svi su me voleli i to je bilo lepo. Prvi put su valjda videli ženu kako u visokim potpeticama istovara robu iz kamiona. Međutim, meni je bio lakši i taj fizički rad pa makar bio i u štiklama, nego sedenje sa teškim ljudima.

Jedno jutro sam krenula na posao i sišla na prvoj stanici na ulazu u Altinu da kupim kiflu. Kada sam ušla u pekaru žena se uhvatila za glavu. Pitala sam je šta se desilo, a ona mi je rekla da nisam smela da siđem jer bila je subota i u to vreme ima samo jedan autobus i sledeći dolazi tek za sat vremena. Kasnila sam na posao, a moja firma se nalazila na kraju Altine. Pokunjeno sam krenula ka firmi, bio je to dug put na štiklama. Vraćala sam se kući kamionom i nikako nisam sebe mogla da zamislim kao devojku jednog tako,,fensi,, lika kao što je bio Mr. Perfect, koja se vraća kući kamionom. Nije to bilo ništa ružno, bila sam čak i srećna jer su me svi ljudi voleli, nevezano za to gde su radili, ali sam samo mislila da on to vidi - ubio bi se. Uostalom, mislila sam, ja i nisam bila njegova devojka i baš me je bilo briga - mogla sam da se vozim kamionom slobodno. Zaključak.

Vlasnik firme je bio divan čovek, ali svi su mi govorili da odustanem od tog posla, jer je zaista bilo naporno izdržati po šest sati u prevozu do posla i nazad, pa mi je i on čak govorio da će mi pomoći da pronađem novi posao. Bio je prezadovoljan mnome, a ja sam bila srećna što sam naišla na osobu koja je cenila sve što sam radila, nije mi bilo žao svih tih kilometara koje sam prešla u tom periodu. Rekao je da će njemu biti veoma žao ako odem, ali da je bolje za mene. Nisam znala šta da radim, jer to je bilo sve što sam imala. I znala sam da me kod kuće čeka samo moja soba i četiri zida, ali prosto ništa drugo se nije pojavljivalo u mom životu. Mislim da ni ja, ni Mlađa nismo mogli da verujemo koliko sam negativnih spoljašnjih faktora imala jer uvek je neko imao nešto a meni kao da su sve lađe samo tonule jedna za drugom.

Kada sam odlazila, vlasnik mi je dao platu mnogo veću nego što je trebalo i rekao koliko je cenio moj rad i trud i ispričao mi je kako je on počeo i uspeo. Bila sam prezahvalna zbog reči podrške koje sam dobila, ali kako god, opet su me čekali samo kuća, soba i četiri zida. Bio je tu i on, čuveni Mr.Perfect koji je blistao na svim poljima, osim na jednom, kada je trebalo samo da me zagrli. To bi mi bio lek za sve što mi se dešavalo jer sam mislila da ću svisnuti. On je mogao sve na ovom svetu, osim te male stvari. Bio je toliko hladna osoba koja to nije umela, ni znala, a možda nije ni mogla zbog svog straha. Nisam bila sigurna. Topao i blag je bio samo u bajci koju sam krojila u glavi. Nikada ponovo nismo pričali o tome. Zaista sam brinula o njemu i nadala se da će možda jednog dana stvari da budu bolje, klasična ženska glupa priča, osim što se moja razlikovala po tome što sam se ja nadala da će se njegov strah promeniti. Nisam znala kako da mu pokažem koliko mi je stalo pa sam pravila male divne sendviče u obliku srca sa osmehom u njima svaki put kada bih došla jer sam valjda na taj način htela da možda napravim osmeh u mom srcu. Izgleda da mi je to uspelo samo sa sendvičima.

Naša priča je izgledala ovako: on je bio poznat, uspešan sa mnogo predivnih devojaka oko sebe, a ja sam bila nepoznata, neuspešna koja nikome sem njemu nije ni dozovljavala da joj priđe. Strah je bio naša zajednička stvar, nešto što nas je povezivalo.

VI

USPAVANA

Moji napadi su opet počeli da se pojačavaju i opet sam počela da tonem. U trenucima kada mi je bilo najteže on se ponovo pojavljivao, kao da je znao. Taj čovek me nikada nije zagrlio kao da je znao samo kada treba da se pojavi - onda kada mi je bilo najteže i tada je uvek dolazio da zajedno buljimo u jednu tačku. Ono što je bilo čudno je da nikada nismo pričali o tome i da kada god bi došao po mene ja bih imala samo moj čuveni blagoteleći osmeh kao da je sve bilo u redu. Za luđi odnos nisam čula, ali sam često slušala od njega o svim tim uspešnim, divnim devojkama koje su u javnosti živele moje snove pre agorafobije. Jedne večeri mi je pokazao slike devojke koja pleše. Bio je oduševljen. Tada je u meni nešto zagrmelo. Tada sam se promenila. Prožimao me je bes i odlučila da se od sutra vratim plesu. Nisam znala kako ću to da uradim jer sam znala da ne mogu da igram u preterano otvorenom prostoru i sa grupom ljudi, ali on je izazvao i probudio u meni nešto što niko nije mogao za sve ove godine. Nije to bila lepa emocija - bio je to bes, snažan bes koji sam osetila, koji nikada pre nisam osetila i znala sam da ću od tog trenutka postati drugačija. Ovaj bes je imao jednu malu razliku - kao da je bio pozitivan. Pitala sam Mlađu da li on misli da mogu da se izborim sa napadima i da li da se vratim treninzima. On je to oberučke podržao i zbog toga bio presrećan. Obula sam baletanke i krenula "javno na teren". Nisam mogla da uđem u salu, nisam mogla da igram pod neonskim svetlima, nisam mogla da igram u grupi… Ipak sam ušla i pokušavala da zadržim suze koliko god mi je bilo teško da ostanem tu i da igram od simptoma koje sam osećala. U tom momentu sam pomislila na njega, na moje snove i ostala.

Prva pirueta i toliko mi se zavrtelo u glavi da sam morala da otrčim da se umijem, dok su me svi čudno gledali. Tog časa sam dogurala do dve piruete, pa sam onda išla na umivanje i tako u krug. Bila sam iscrpljena nakon tog časa. Ne od plesa, već pshički, koliko sam i šta sve morala da prebrodim i iznesem. Jedan čas za drugim i polagano sam se vraćala u svoj svet i bivala ponovo malo jača. Svaka stvar kojoj sam se vraćala pre početka agorafobije me je činila sve snažnijom. Da, bes je zaista najsnažnija emocija koja postoji, ali bilo je i tako lepo osetiti malo sreće na početku kada sam ga upoznala. Tih dana sam čitala,,Knjigu o sreći" i shvatila koliko sam nesrećna. Nije to bilo baš neko novo saznanje, ali pitala sam se šta da uradim da najzad živim normalno i da budem srećna kao sve te predivne devojke sa kojima je on bio u društvu. Umesto toga ja sam se osećala kao krpa, ni manje ni više, to je bio termin moje bake kada se osećaš kako bi ona rekla,,isprazno". Od bake sam bežala što dalje jer i ono malo nade koje sam gajila da će se jednog dana pojaviti taj kul lik koji će me spasti iz čitave ove situacije, ona je u tri reči znala da učini da to nestane i baš me je to plašilo. Pitala sam se još i kako njemu da pomognem, da to prevaziđe, ali on je bio veoma teška osoba. Činilo mi se da je merio svaku moju reč - da li je dobra ili loša i stalno vršio neke testove odanosti, koje sam se ja pravila da ne primećujem i odgovarala ono što je trebalo. Bilo mi je muka od tih testova i provera, pitala sam se gde je tu ljubav i poverenje i opet se u meni pojavila želja da tužim nekoga ko je izmislio bajke, ali nikako nisam mogla da pronađem adekvatnu osobu da je okrivim.

Jedino što sam tada imala u životu bio je ples. To je ponovo bio moj motiv da ustanem svakog narednog dana. Iako to deluje nezamislivo ali nekada neko zaista može da bude u situaciji da nema nijedan spoljašnji faktor koji bi ga barem malo probudio. Naravno, uvek možemo nabrojati pet razloga za sreću u svakom trenutku, ali ako fali ono što je po onim čuvenim testovima i kriterijumima bitno, mislim da je veoma teško da se čovek probudi iz neke svoje priče. Obično tada kreće borba, pa tako je bilo i sa mojim plesom. Ja sam se borila da igram i to nije bilo dobro, osim u trenucima kada bih se vratila kući i plesala u mojoj sobi, to sam bila ja - moje uživanje i prepuštanje i činilo mi se da su to bili jedini momenti mog prepuštanja tada. Borba nikada nije bila dobra.

Nas dvoje se nismo viđali konstantno, a i da jesmo ništa ne bi promenilo, nikada nismo pričali, nigde nismo izlazili i uvek sam se vraćala onoj činjenici da ako bih i nekome rekla da do juče nisam mogla da odem sama do prodavnice, ne bi mi verovao, takođe da sam rekla da se viđam sa nekim ko ne može čak ni da me zagrli i koga nikada nisam ni poljubila, opet mi niko ne bi verovao. Činilo mi se kao da sam stalno samo ponavljala te reči da ih ne zaboravim i samo još više sebe ubijala u pojam. Sve to bilo je dovoljno da poželim da se zatvorim u ormar i da ne izlazim danima, dok mama nije dreknula na mene, na moju sreću, imala je vrlo autoritavan glas pa sam izletela brzo.

Sedela sam pored jedinog čoveka koji mi se svideo nakon toliko godina samoće i nisam mogla ni da ga zagrlim. Pričali smo o politici, o glupostima a o svom problemu nije hteo ni da bekne. Svuda sa sobom nosila sam knjigu o sreći i čitala. Shvatila sam kako sam čitav život radila stvari koje su drugi želeli od mene. Bilo mi je neobično samu sebe upitati šta ja u stvari želim. Bio je to ples. U stanjima u kojima sam bila to je opet bilo nemoguće. Tugaljivo sam gledala devojke koje su igrale. Mr. Perfect je bio totalno drugačija priča od mene i ne znam kako sam se ja uklapala u njegov život. Mislila sam o tome dok sam se borila da uđem, među masom ljudi, u autobus za Kaluđericu. Nisam imala ništa, nisam bila popularna, nisam imala čak ni posao. Jedino što sam mogla da mu ponudim bila je čista ljubav i želja da on ozdravi… i možda ajvar… On nikada nije razumeo niti pak znao koliko sam stvari činila i tražila načina, ali on nije ništa prihvatao, tako da je svaki moj pokušaj bio uzaludan. Godine su prolazile a ja sam ne živela, već „izdržavala" i jedino što je bilo bolje su bili moji časovi plesa, ponovo sam radila na sebi i to me je ojačalo. Išla sam na razne razgovore i prolazila samo pakao od nemogućnosti da se popnem liftom do straha da će me uhvatiti baš napad panike u momentu kada treba da pokažem da sam, kako sam zaokružila na prijavi, vrlo otporna na stres. Činilo mi se da nikome na ovom svetu nisam bila potrebna. Bila je čudno to što sam pre agorafobije bila samo mrgud, nisam imala osmeh do onog trenutka kada sam se razbolela i kada sam odlučila da me niko nikada više neće videti bez osmeha. Osmeh je stalno bio tu, i kada sam htela da svisnem. Sa Mr. Perfectom je bivalo sve teže, jer mnogo vremena je prošlo, ništa se nije menjalo osim toga što je on postajao sve neprijatniji prema meni. Činilo mi se kao da sam morala da platim cenu svih koji su ga možda nekada povredili, da bi se on konačno opustio. Samo sam se prepustila, ni sama nisam znala kako sam izdržala i znam da sam se vraćala kući sa tolikom glavoboljom da nisam mogla da se oporavim, da bih prespavala čitav sledeći dan. Svi oko mene su se ženili, udavali, a ja sam ostajala sama, zatvorena u sobi koja me je uvek podsećala na moje najgore dane agorafobije. Znala sam da moram da odem odatle, jer bilo je teško boraviti u prostoru u kome su se desile mnoge loše stvari, međutim, nisam imala gde. Nisam imala novca, niti posao, a i pitanje je bilo da li bih bila sposobna da živim sama sa svim siptomima koji su se neočekivano vraćali, pa nestajali. Više nisam mogla da se setim perioda kada sam bila srećna. Tih dana je izašao konkurs u novinama i ja sam se prijavila. Primili su me, "ubacili" u estradu. Bila sam presrećna, ne zbog estrade, već zato što sam konačno dobila šansu za ozbiljniji posao. Bila sam više nego posvećena poslu. Tih dana je organizovan neki modni događaj i urednik me je pozvao na kafu. Trebalo je da završim pisanje teksta i to sam iskoristila kao izgovor, računajući da će ceniti moju posvećenost poslu. To je bio pogrešan potez za njegov ego. Nakon toga, bacio me je na teren bez dinara i provodila sam maltene svaku noć na revijama. I tada sam imala napade i samo se molila da se ne onesvestim dok se ne završi, držeći diktafon u ruci. Ono što je bilo dobro je da sam zbog tih napada panike uspevala da budem najbrža i prva dobijem intervju ili komentar od svih, jer dok su ostale kolege imale tremu da priđu, ja sam samo mislila na to da, ne daj Bože, budem sutrašnja naslovna vest: "Novinarka se onesvestila na sred revije". Nadala sam se da će mi glavni i odgovorni, zli urednik nakon te naporne nedelje dati slobodan dan. Čak se i moja urednica zalagala za to, ali ne, on nije odustajao.

Sledeće večeri sam bila na reviji i znam samo da sam bila pri kraju snage. Uspela sam da dobijem komentar od svih "bitnih", kako bi ih nazivali novinari, i sela da se malo odmorim, a potom zaspala. Ne znam kako je neko uspeo da zaspi usred revije, ali ja sam bila toliko premorena da se to zaista desilo. Glavna zvezda te večeri bila je jedna od naših najpoznatijih estradnih pevačica. Međutim, ona je izgleda stigla kada sam ja već bila zaspala. Sećam se samo da sam, kada sam se probudila, shvatila da je pored mene sedeo budući gradonačelnik Beograda. Pitala sam se da li sanjam. Sledećeg jutra sam srećna stigla u redakciju i nisam još ni ušla kada su počeli da me obasipaju pitanjima - šta imam o toj pevačici.

Ups! Taman kada sam htela da kažem da nije ni došla, shvatila sam da definitivno jeste, ali se očigledno pojavila u momentu kada sam ja zaspala. Mislila da je gotovo sa mojim poslom i da je trenutak da priznam istinu, kada je jedna od urednica rekla: "Pa, čekaj, ne može samo to da bude vest. To će svi imati na naslovnoj stranici. Trebalo bi da nešto drugo smislimo. Možda da damo komentar o tome šta ljudi misle o njenom novom stajlingu". Zastala je u momentu. "Ne znamo ko je sve bio tamo". Tada se upalila moja srećna zvezda i ja sam izvadila diktafon i beleške gde sam popisala ko je sve prisustvovao. To je bilo jedino što sam uradila pre nego što sam zaspala. Urednica samo što me nije poljubila. Tako sam ja ostala na poslu, ali ne zadugo.

Bila je to vrlo tužna redakcija. Nigde nisam videla toliko nesrećnih ljudi. Moj strah od života se povećavao, nisam mogla da zamislim takav život, a urednik i dalje nije odustajao. Svi su mu govorili da mora da popusti, da ne izgledam dobro, ali ne, on nije. Dogurala sam ponovo, od iscrpljenosti, do mojih napada, ali ja sam trčala opet i na ples. To je bila jedina snaga koju sam imala. Na časovima plesa sam tada imala još jednu novu rutinu. Osim trčanja da se umijem nakon piruete, sada sam umela i da zaspim u pozama koje su bile na podu. Bilo mi je loše, plate nije bilo, redakcija se raspadala. Tu noć zaista nisam mogla više, ali Mr. Urednik je rekao da moram. Imala sam pauzu sat vremena pre toga i krenula da popijem čaj, kada se pojavio takav napad panike da nisam znala kako da ga obuzdam. Otrčala sam kod bake u stan koji je bio u centru i na svu sreću tamo je bila i mama. Plakala sam kao kiša i jecala da više ne mogu. Rekli su mi da odustanem, jer ionako nisam dobila dinara, a ponovo ću se razboleti. Nisam mogla tek tako odustati jer je to bilo jedino što sam tada imala i nisam želela da izgubim.

Taj napad panike se nije zaustavljao. Bila je to jeziva unutrašnja borba jer sam želela da radim, da živim normalno, ali su se simptomi vrtoglavom brzinom vraćali i nisam mogla da ih kontrolišem. Suze su samo lile. Pogledala sam mamu i pitala je da li bi ona htela da krene sa mnom. Mama je bila u patikama i baka joj je taman spakovala punu torbu hrane da ponese i to u torbi koju sam ja najviše mrzela, ali moja mama se nije rastajala od nje. Mama je samo pitala: "Je l' mogu da ponesem torbu?" Došlo mi je da vrisnem! Ne toliko zbog torbe koliko zbog toga što uvek zavisim od nekoga. Ništa mi nije preostalo osim da prihvatim i zavisnost i torbu i da krenem.

Mislila sam još mi samo fali da naletim na Mr. Perfect-a i da mi dan u potpunosti bude ispunjen. Mami je sve to bilo interesantno i mislim da niko još nije imao priliku da vidi novinarku sa dve kese i torbom u ruci u pratnji sa mamom. Za sve je postajao prvi put. Revija je počela, a mama je sva bila u čudu, i u mojoj sve većoj muci je govorila kako bi ona sve ovo mnogo bolje sašila. Tada mi je došlo da zaista krenem da plačem na sred revije. Usput se i posvađala sa devojkama koje su promovisale kafu. Mama je bila čudo. Vrativši se, poželela sam da ostanem jedan dan kod kuće. Nisam imala slobodnu ni subotu, ni nedelju, a i napadi te večeri nisu prestajali. Činilo mi se da sam se prepolovila do jutra. Iako sam htela da ostanem jedan dan, nakon nedolaska moj posao sa tim divnim urednikom bi bio završen. Najbolje od svega toga je što u tom periodu niko u redakciji nijednu platu nije dobio i opet sam, kao u prvoj firmi, radila za džabe, osim što sam ovde bila još i u minusu. Svi su odlazili odatle, ali ni to me nije moglo utešiti, jer pitala sam se gde ću dalje. Bilo je rano još misliti o tome jer sam morala prvo da se povratim. Oduvek sam na stres reagovala mnogo kasnije i ti prvi dani kada sam ostala kod kuće bili su pakao. Tada sam doživela još veći stres i ponovo sam ispljuvala sebe jer, činilo mi se, kao da nisam mogla da to izdržim. Iako nije bilo plate, kao da sam želela sebi da pokažem da ja to mogu. Samo ja znam kroz šta sam prolazila tih dana i jedina sreća su bili moji prvi tekstovi. Urednica ih je objavila i zvala me nakon toga da radim za nju privatno. Ponovo se pojavio moj bes i kao da sam znala da to nije moj put, rešila sam da prekinem sa tim. Te večeri sam otišla kod Mr. Perfect-a i nadala se da ću barem tu dobiti ono što mi neopisivo treba, zagrljaj. Ali, ništa osim hvalospeva o njemu samom nije postojalo. Bila sam ponovo na rubu očaja.

Od tog novinarskog truda i posla, jedino je vredelo to što je tata bio istinski srećan i ponosno je nosio novine sa mojim tekstovima ispod miške, kada god bismo negde izašli. Možda je to zaista bio pravi uspeh, ali ja nisam uspela da osetim tu radost. Vratila sam se plesu. Pre mog novinarskog posla, mama mi je pokazala isečak iz novina o čoveku koji je držao časove joge.

VII

JOGA

Susret sa tim čovekom mi je promenio život.

Kada sam se prvi put susrela sa jogom, gledala sam na nju kao na neku misteriju koju bih volela da upoznam.

Otišla sam nakon toga na čas i ono što me je prvo pitao bilo je: "Ne misliš valjda to uraditi već na ovom prvom času joge?"

Uradila sam, ali ono što nisam mogla da uradim i što mi je bilo teže od bilo čega je bilo da ležim u jednom mestu i da se umirim. Početne pozicije mi nisu bile teške, ali ono što mi je bilo najteže bilo je da ostanem u miru. Joga je tačno odslikavala mene, za mene su uvek najlakše stvari bilo najteže, pa je tako bilo i sa njom, najteže mi je bilo da se ispravim da i da ostanem da ležim u šavasani u poziciji u kojoj samo ležite na prostirci. Povijanje ramena je bio moj beg i moje skrivanje u strahove koji su vremenom doneli i tugu, a ostajanje u Šavasani za mene je bilo malte nemoguće jer to je bio jedan susreta sa samim sobom. Taj mir koji je ona donosila je značio prihvatanje sebe, a meni se ta priča nikako nije dešavala. Neki ljudi bi dolazili na čas i ulazili prvi put, kao od šale, u veoma teške pozicije, a skoro da se nikada nisu bavili ničim, dok bi za njih one lake predstavljale problem. Joga je bila kao ogledalo svih naših dobrih i loših strana.

Gušila sam se i pitala samo kada će doći momenat kada ću istrčati sa časa i kada će, verovatno, i on pomisliti da sam odlepila. Činilo mi se kao da sam oduvek znala dosta o tome. Ni sama ne znam kako. Pokupila sam se nakon predanog vežbanja, otišla kod njega i rekla mu da želim da postanem instruktor joge, da naučim sve što mogu o njoj. Pogledao me je i rekao da nastavim da vežbam i da će mi javiti kada je to moguće.

Posvetila sam se jogi i plesu i jedino što mi je tada ostalo bilo je da verujem u uspeh, iako ničega nije bilo na vidiku. Volontirala sam u knjigovodstvenoj firmi (imala sam završeni kurs čak i toga) i polagano tražila sebe, noseći sve vreme uz sebe knjigu o sreći.

Čovek od koga sam učila je bio neko zaista sličan meni, inače verovatno ne bih uspela. Ono što je bilo čudno jeste to da ni njemu nisam pričala o mojim problemima, promrmljala sam samo jednom nešto. Ne zato što mu nisam verovala… bio je to čovek kome sam veoma verovala, već kao da sam htela da sama prođem kroz tu priču. Polagano sam krenula da se vraćam mojim časovima kao nekada pre i činilo mi se kao da je tu ležala moja snaga jer sam konačno radila nešto što zaista volim. Moje znanja iz psihologije, nutricionizma i svega ostalog što sam čitajući gutala, sada se samo uklopilo u tu čitavu priču pomoglo mi u svemu tome. Sa svim tim je sve polako počelo da se sklapa i uklapa i polagano kao da sam shvatila da više ne mogu da živim zbog drugih i da ostvarujem nečije tuđe snove, da lečim tuđe brige, bile one dobornamerne ili ne. Nakon svih ovih godina, konačno sam pronašla ljubav. Bila je to joga koja kao da je polagano uklapala kockice moje priče koje su bile svuda razbacane.

Ni problemi sa Mr. Perfectom više nisu bili tako strašni i rešila sam da naučim tog čoveka kako izgleda zagrliti nekoga. To je bilo strašno, i za plakanje i za smejanje, ali znala sam vrlo dobro šta je bio njegov strah.

Čitala sam bajku "Lepotica i zver". Nisam baš htela da naglasim da sam lepotica, ali kao da je to bila naša priča, gledala sam crtani hiljadu puta i činilo mi se kao da imam isti zadatak. Eto, dobila sam bajku, bila je ista. Isto je tako i on urlao na mene i činilo mi se kao da je nekada pokušavao da pronađe put do nežnosti, isto tako nezgrapno kao i zverko iz te bajke. Nekada sam želela da plačem, a nekada da se smejem sama sebi zbog toga šta preživljavam. Nisam mogla da shvatim kako je jedno tako divno i prepametno biće moglo da živi bez te najlepše stvari na svetu, bez zagrljaja. A onda, u jednom momentu, on kao da se promenio i čini mi se kao da je u svojoj glavi skontao kako on nikada neće ozdraviti. Tada je krenula noćna mora, tada je krenuo sa pričama kako ja treba da budem srećna. Odlazio je, a zatim se vraćao, pitala sam se u šta, kada naša veza nije ni postojala. Činilo mi se kao da je moje srce toliko bilo ispunjeno tugom da više nije bilo mesta da stane još. Kao da me je boleo svaki deo moje duše i onaj središnji gde je bila čakra ljubavi. E, tu se nekako najviše slamalo.

U jednom momentu, dok sam bila kod njega, toliko me je iznervirao da sam, nesvesno, kao da sam htela da pobegnem od bola, ušla u jednu od asana. On me je pogledao i od tada postao moja velika podrška za jogu.

Želeo je da mi pomogne, znam, ali nije znao kako. Bila sam kao pala sa Marsa, totalno suprotna od njega. Ja sam zaboravila kako izgleda zagrljaj i zaboravila sam šta znači imati ljubav i živela sam između toga da izdržavam i da mi bude dobro. Joga je sve više postajala deo mene, a zajedno sa njom i večernji ples za moju dušu dobio je jednu novu dimenziju. Kao da sam svaku asanu ubacila u ples i bio je to predivan osećaj. Činilo mi se kao da svu svoju tugu izbacujem iz sebe kroz to. To je bilo nešto što sam sama pravila i svakog dana je bilo drugačije i svakog dana je svaka asana bila jedan moje neverbalni jezik da pokažem sta osećam. Nikome drugom tada osim sebi. Tako je nastala plesna joga. Uz nju sam dobila MNOGO, imala sam svoj način da isplešem svoju tugu, da pokažem emocije i da ih ne potiskujem kao što sam to godinama radila.

I taman kada sam pomislila da sam ok, Mr. Perfect je uplovio u novi posao sa mnogo lepih devojaka i svaki dan mi je pričao o tome. Ja nisam ni pomišljala da pogledam nekoga, bežala sam od svakoga noseći breme moje fobije, a u isto vreme želeći da mu pokažem... ne znam ni ja šta... Možda da čovek može bezuslovno da voli, nadajući se da je to možda ključ za nečiji strah. Mada, svi smo mi različiti i teško je bilo pronaći univerzalan ključ. I sada u ovom odnosu, želela sam da njemu pokažem kako zaista čovek i bez fizičkog kontakta može da voli. Da, baš mi je poverovao, pogotovo u ovom vremenu gde izgleda samo i postoji fizički kontakt. On je uvek bio uplašen da će ga neko ostaviti zbog toga, pa je samo bežao, ili se meni samo tako činilo. Stvarno me je to nerviralo, a i time je preuzeo moju ulogu odbegle mlade. Mislila sam, ako mu budem pokazala da to zaista može, da ću uspeti. Tako sam godinama bila sama, on je izlazio, a ja sam sedela kod kuće, vežbala jogu, plesala i tražila negde zrno sreće. Na kraju sam od muke krenula da štrikam. To je bio vrhunac. I dalje nisam imala dobar posao, vozila sam se gradskim prevozom, nisam bila ni popularna, niti iz njegovog sveta, ali kada sam se pojavila sa poluštrikanim džemperom za njega, mislila sam da će se tog trenutka onesvestiti.

Došao je dan početka edukacije za joga instruktora. Dok je on putovao po svetu ja sam putovala po sopstvenom umu i pokušavala otkriti način da pronađem sebe i svoj put. Mislim da sam tog dana vratila "Knjigu o sreći" na policu i saopštila mami vest: "Ja ću se od sada baviti jogom, plesom i fitnesom!" Ne znam kako se stvorila ta odluka, tako iznenada. Nikada pre nisam bila hrabra da kažem šta želim da radim. Nikada pre nisam bila hrabra da preuzmem rizik da se suprotstavim, ali tada sam rešila da preuzmem rizik i prvi put sam našla snagu u sebi. Uvek mi je neko drugi bio oslonac, a onda sam polagano, kao i kroz svaku asanu koju sam savlađivala, rešavala probleme milimetar po milimetar, ali je bilo pomaka.

Mislila sam da će pasti dreka nakon mog saopštenja, jer svi su od mene očekivali da budem u najmanju ruku direktor nečega, i stvarno sam prošla paklene poslove "pokušavajući", ali znala sam vrlo dobro da ću pre svisnuti sa svim mojim problemima ako budem još i radila nešto što me ne ispunjava ili nešto za druge. Međutim, mama me je podržala i pomogla mi finansijski i tako sam ja upisala sve moguće što je moglo da se upiše ne samo iz joge, pilatesa, fitnesa, već i sporta, jer sam želela da imam što više znanja i zaista želela da se posvetim samo tome, prvi put spremna da podržim sebe.

Put ka tome nije bio lak i nije bilo lako da odem na edukaciju sa napadima pogotovo ako se edukacija odvija u podrumu, a vi imate fobiju i od toga. Pitala sam se kako ću da izdržim. Mlađa je bio čovek koji je bio moja najveća podrška u svemu tome i jednog dana kada sam baš pala, došla sam kod njega i rekla da odustajem, jer ja to ne mogu. Ne mogu da se vratim tome da držim časove i da sam prethodno donela odluku, ali da sam pogrešila i da ja to ne mogu i da više nikada neću biti ista… Dok sam kukala, činilo mi se da se moja priča ne razlikuje od kokodakanja, on je rekao: "Našao sam ti posao!" Iskolačila sam oči kao ET kada je došao i video Zemlju!

Stalno sam kukala kako niko nije verovao u mene zbog one etikete "razmažena", ali kada vam to neko tako direktno kaže. pa došlo mi je najmanje da se srušim. Više nije bilo bega. Krenula sam na posao i setila se Rike Zarai kada je imala svoj prvi nastup. E, pa, isto tako je i meni lupalo srce, sto na sat, i činilo mi se da bi mi bilo lakše da održim miting nego taj čas fitnesa. Nije mi bio problem zbog časa, već zbog sopstvenih misli. Pitala sam se šta ako se srušim na sred časa i ponovo sam se videla kao naslov u novinama "Instruktorka fitnesa u nesvesti", ali nisam, čas je bio predivan. Valjda svaki pad ima svoje zašto i znam samo da sam nakon toga samo postala još jača i svesnija svoje želje da radim ono što volim. Koliko god me iscrpljivali napadi (zaista su mnogo energije oduzimali), za časove sam uvek imala snagu. Ono što me je budilo bila je ljubav prema tome što sam oduvek želela da radim. Tada sam još više izučavala psihologiju i jogu i sve ono što mi se polagano uklapalo u priču o sreći za kojom sam tragala. Ona je počela onog momenta kada sam shvatila da nisam obrukala čoveka koji je verovao u mene, i to onda kada ne znam ko bi se usudio da veruje i da pomisli da bilo šta mogu da radim. On jeste. U momentima kada je Mr. Perfect bio u nekoj čudnoj fazi agresije ja sam skakutala od sreće da je i on tada počeo da veruje u moć vežbanja. Ne znam ko bi mogao sve to izdržati sa osmehom. Posle svega što sam prošla i kada sam konačno dobila zrno sreće na mojim časovima, počela sam da pravim sendviče u obliku srca, ali tada su oni dobili i jedan novi detalj - "smajlija"! Mr. Perfect nikada nije znao kako se osećam i koliko god bilo teško, ja sam bila sa mojim debilnim osmehom i jedinu promenu u mom srcu je mogao da vidi preko sendviča. Nekada bi to bilo veliko srce, neki bolji ili lošiji smajli, ali dobro da je i to razumeo. Bolje išta nego ništa.

Međutim, najteže mi je bilo na edukacijama u fitnesu jer bilo je nekog čudnog sveta, ne baš milog. Kasnije sam upoznala predivne ljude, ali bilo je i trenutaka kada mi je bilo loše, kada nisam mogla da potrefim korak zbog napada, i trebalo je istrpeti tada mnoštvo reči koje bih čula. Gutala sam i prelazila preko toga jer tada nisam imala snage za svađanje i imala sam svoj cilj, mnogo veći - da napokon radim nešto što volim. Ljudi umeju da budu surovi. Možda mi je sada žao što nisam rekla reči koje sam želela, ali u trenucima anksioznosti i straha, samo jedna jača emocija može da vas dovede do disbalansa. Znala sam samo da ne želim da odustanem od edukacija i da neću ostati među tim ljudima. Znala sam da nikada neću dozvoliti ikome da ode sa mog časa, a da ne nauči korak. Znala sam da svako ima neki svoj razlog zbog koga ne može. Ako je to iko znao znala sam ja. Bilo mi je dosta takozvanih „priznatih" ljudi koji su radili edukaciju, a koji nisu umeli da iskažu ni onaj osnovni, najosnovniji deo „emotivne kulture".

Sve što sam prošla i što sam naučila da bih mogla da funkcionišem mi je mnogo pomoglo u mom novom svetu jer sam imala veoma dobro oko i za spoljašnje, a i unutrašnje promene i znala sam kako da priđem nekome. Tu sam ponovo našla ljubav koja mi je pomogla da budem sve bolja i bolja. Na jogi je bila drugačija priča, a kasnije sam dobila sreću da i na ostalim edukacijama upoznam isto tako divne ljude. Došao je momenat kada smo se prvi put Mr. Perfect i ja obradovali jednoj stvari - otvorila sam svoju salu za vežbanje. Nakon toliko godina, dobila sam jednu nežnu reč od njega: "Neka ti je sa srećom!" Znala sam da ću uspeti. Taj nije tako lako izgovorao reč "sreća". I opet se sve vrtelo oko te sreće dok sam ja moju knjigu o sreći i dalje nosila ispod miške. Ni sama ne znam koliko sam truda uložila da od prve sale koja je bila očajna napravim salu za fitnes, ali sam uspela. Iskoristila sam znanje od svega prethodnog što sam naučila i napravila sve što mi je bilo potrebno. Mama mi je pomogla i dala poslednji dinar, ne računajući da ću uspeti, ali želela je, posle toliko godina, da me vidi srećnu. Uspela sam.

I sve se to odvijalo tako spontano, sve te velike promene koje sam imala, a čini mi se kao da ni sama nisam bila svesna koliku je tu ulogu odigrala joga. Ušla je skoro neprimetno u moj život i sve što se dešavalo desilo se zahavaljujući njoj. Joga je bila način pronalaska sebe izgubljenog negde između svih obrazaca ponašanja koja su se nametala tokom života. Način da možete da zastanete i da se vratite sebi. Asane su bile moja snaga.

Eksperimentisala sam sama sa sobom jer koliko god imala do tada informacija o agorafobiji, kao da je uvek bila malo. Tako sam, kada bi mi bilo loše negde gde sam čekala red u gužvi, neprimetno ulazila u neku od asana koje su bile moguće i tako se branila od napada. Uspevalo je. Nije baš bilo lako pronaći taj balans. Nikada neću zaboraviti kada sam uspela da savladam moj napad panike u masi ljudi uz pomoć asane. To je bila prva stvar koja mi se desila u kojoj sam bila zadovoljna sobom gde mi nije bila potrebna podrška od drugih ljudi, potvrda, aplauz, ništa. Bila sam dovoljna sama sebi i to je bio divan momenat koji mi je pružila joga.

Nisam nikada volela ni želela da pričam o jogi na onaj način: "O da, doživela sam promenu!" Ona je došla i jednostavno činila svoje. Uspela sam, zahvaljući njoj da imam normalan život koji mi je pre bio nezamisliv i da živim u stvarnost moje snove, da otkrijem ko sam zaista da prihvatim, da ne bežim, da oprostim, da vidim svet nekim drugim očima. Živela sam i vežbala, a ostalo se videlo.

Ne, nije bila magija preko noći, ali bivalo je bolje svakim danom. Bilo je i dalje mnogo padova, a zatim opet bolje, a ja daleko snažnija. Bilo je momenata kada ni samu sebe nisam prepoznavala. Mlađa je takođe bio presrećan jer sam bila u mogućnosti da ispratim mnoge stvari i ti divni osećaji koji su mi pružale asane su postali moja sigurnost u momentima kada mi je bilo loše. Nastavila sam da to radim i primenjivala sam u početku neupadljive asane koje su bile dovoljne da meni pruže mir, a da ljudi ne krenu čudno da me gledaju. Kasnije mi je postalo svejedno i radila sam ih svuda. Ono što je bilo najlepše bio je osećaj slobode koji sam dobila, slobode i mira. Uvek sam bila zatvorena i sve mi je bio problem da uradim, nikada se nisam ponašala slobodno.

Čak ni na kursu joge nisam nikome rekla za moje probleme. Nekada sam možda bila čudna, ali sam sa godinama vrlo dobro znala da to zamaskiram. Sećam se jednog groznog napada panike na početku mog časa. Osećala sam se toliko loše da sam bila ubedjena da ću se srušiti pred čitavom grupom dole. Oči su mi bile pune suze i pogledala sam prisutne.Volela sam ih i bila sam srećna što imam priliku da pomognem nekome da se oseća bolje. Napad se širio, a ja sam se instinktivno odaljavala. Došlo mi je da istrčim sa mog časa i opet sam se setila natpisa u novinama: „Instruktorka joge istrčala sa časa da ne bi pala u nesvest!“, a onda sam zauzela moju poziciju i uplovila u svet asana. Nikada neću zaboraviti taj čas, lica tih ljudi koji su bili pristuni. Bila je to moja pobeda i jedan divan čas za koji niko nije znao da ga je održala instruktorka joge sa takvim napadom panike. Uostalom o jogi su kružile čudne priče, pa su svi mislili da je to razlog mog stanja.

Želja mi je bila da razbijem predrasude o jogi koje ću kasnije nekim delom i uspeti. Međutim, najgori deo za mene je krenuo onog momenta kada su počele meditacije, jer tada je došlo do suočavanja moje leve i desne hemisfere koje baš i nisu volele da funkcionišu zajedno, a bilo je tu i mnogo bola skrivenog i nakupljenog. O bolu nikome nisam volela da pričam i sve svoje probleme sam držala tako čvrsto u sebi (osim onih hipohondrijskih izlaganja, ali mama mi je rekla da sam tu na baku koja je bila najstariji hipohondar u Beogradu, pa mi je bilo oprošteno jer "krv nije voda").

Na jednom od predavanja sam ugledala čoveka i pomislila sam kako će mi taj čovek mnogo značiti. Ubrzo sam se vratila predavanju (jer sam pored hipohondrije bila i po genetici štreber. Moja mama je i u zrelim godinama bila adekvatan primer reči štreber). Svi su na kursu pričali neke svoje priče i ja sam htela da kažem, ali nisam mogla. Zaista nisam mogla da izustim šta mi se dešavalo. Ranije, pre joge, pričala sam svima, ali sada kada sam se susrela sa njom kao da nisam mogla da beknem i onda je došao jedan specifičan dan za mene. Radili smo meditaciju sa mojim prvim učiteljem I, moram priznati, tada sam se uplašila jer- šta ako krene napad, a ja ležim na podu i kako ću jer ne mogu da istrčim odatle. Tada je krenulo vraćanje u neka stara vremena, pojavile su se ponovo neke meni bolne priče i odjednom kao da sam bila u sali za ispraćaj kada sam ostavljala njega. Emocije su navirale sa svih strana i mislila sam da ću da se ugušim. U prostoriji je bila tišina, svako je bio u nekoj svojoj priči, a ja nisam znala kako da izbacim ogromnu količinu tuge koju sam osećala. Jedva sam čekala da neko kaze "kraj", i došao je taj moment. Kada sam se podigla, pogledala sam mog učitelja koji je bio siv i koji me je pogledao i samo rekao: "Jesi li dobro?" Nisam morala da pričam u tom momentu, on je osetio šta mi se dešavalo i to je bio dokaz čitave te priče jer u prostoriji nas je bilo mnogo, ali sam jedino ja to toliko teško podnela. Ja ne znam kako sam pričala sa njim, usne su mi utrnule, vilica, sve živo i znala sam da moram da odem odatle, a trebalo je da ostanem. Znam da bi mi bilo najpametnije da sam se rasplakala i ispričala sve, ali ne, ja, tvrdoglava mazga, prvi put sam slagala učitelja i rekla mu kako moram da idem na svadbu. Čovek se zbunio. Video je koliko mi nije dobro i znao koliki sam štreber i da uvek sedim u prvim redovima na svakom predavanju, pa mu se ta priča baš i nije uklopila kako maltene siva idem na svadbu. Ali odgovorio je: "Dobro!" Izjurila sam trčeći od centra do Ustaničke ulice i činilo mi se kao da nisam mogla da izbacim tu energiju koju sam osećala. Bio je to jeziv osećaj, jer kod takvih stanja mora da se izvrši balans nakon toga, ali ko je meni mogao da izvrši balans kada sam ja istrčala kao munja. Nisam dala vremena ni sebi, a ni drugima, jer osećaj je bio neverovatno težak.

Zvala sam mamu i samo ćutala jer nisam mogla da govorim. Činilo mi se da taj put zaista neću moći da izdržim napad koji sam imala. Dugo je sve trajalo dok nisam došla kući iscrpljena kao da sam 20 dana neprekidno trčala. Legla sam da spavam i nakon toga prvi put sam se probudila sa takvim osećajem mira koji sam imala veoma davno, još onog leta pre početka agorafobije, pre početka svega.

Od tada počela je nova sfera u mom životu, Mlađa je bio zadovoljan i ja sa njim, po prvi put zadovoljna sobom. Ispričala sam mu za reakciju i naravno, dalo se očekivati, Mr. Perfect nikada nije ni znao šta mi se dešava. Bio je zatvoren u svojoj priči i ni sama nisam znala čemu je vodila moja borba za njega koju sam sve vreme vodila. Viđali smo se povremeno, mada bili sve dalji, a ja sam samo učila i bila srećna što sam konačno polagano počela da se vraćam da koliko toliko živim normalno i da ponovo krenem da sanjam moje snove koji su polagano počeli da se vraćaju i naziru. Bilo je davno kada sam odustala od njih i kada su mi delovali nemoguće.

VIII

MUZIKA i MUZIČAR

Stigla je i Nova godina, prva koju sam želela da provedem van kuće zbog prijateljice za koju sam znala da će joj to značiti. Odavno kao da sam prestala da živim za sebe i najteže mi je bilo da povratim taj osećaj življenja i sreće, ali sam bila zahvalna Mr.Perfectu na onom malom trenutku sreće kada smo se upoznali. Bila je to velika stvar za mene u moru crnila.

Godinama pre toga sam svaku Novu godinu provodila sama kod kuće i nisam volela taj 31.12. Sve to je bilo veoma tužno, ali bila sam beskrajno zahvalna Mladji na poruci koja je stizala svake godine tačno u dvanaest. Nikada me nije ostavio samu jer je znao koliko su mi teško padale nove godine. Bilo je uvek sve kao čarolija, toliko puno emocija i divnog okruženja, priprema. A moja tuga je baš u tim momentima bila najveća. Osećaj usamljenosti je bio grozan. Mr. Perfect je bio negde u svetu, ni sama nisam znala tačno na kojoj lokaciji, ali i pre njega sam, od početka moje fobije bila sama. Svake godine sam tužna kitila jelku želeći da ipak utoplim barem malo osećanja koja sam nosila u sebi. Od kako sam se razbolela, ničemu se nisam radovala i nigde nisam mogla ni da odem. Plašila sam se svake sledeće Nove godine i tog osećaja usamljenosti koji mi je donosila.

Kao da sam prestala da znam šta me čini srećnom. Znala sam samo šta moram i pitala se svakodnevno da li ću moći da odem na trening, da izdržim na časovima. Nisam živela, izdržavala sam. Ali, pojavile su se te godine i oni mali momenti sreće koje mi je pružala joga, pa je zajedno sa tim stigla i jedna Nova godina kojoj sam se radovala.

Te novogodišnje večeri bila sam posebno raspoložena i nisam se prepoznala. Bio je to divan osećaj prepuštanja kada mi se sve činilo tako jednostavno i kada, posle ne znam koliko vremena, nisam brinula šta će biti. Osećala sam se toliko dobro da čak nisam pravila dramu oko toga šta ću da obučem. Sve kao da je slutilo na jedno divno veče.

Obukla sam plavu haljinicu sa mašnicom i krenula. Prvo smo stigle do Trga i grad je bio predivan. Nisam ni primetila da stojim u masi ljudi i da nemam nijedan napad panike, a onda sam pomislila na njega, na Mr. Perfecta. On je bio negde daleko na putu i znala sam da naša priča nije ni započeta, a kamoli da će nešto biti. Nedostajala mi je ljubav, ali pri samoj pomisli na to kao da sam brzo htela da potisnem taj osećaj i da zaboravim.

Ne pamtim kada sam se opustila kao te večeri, ali ponovo nisam nikome dozvoljavala da mi priđe. Mogao je da bude Bred Pit, ja sam bila sakrivena u svom svetu i uživala u toj večeri sa prijateljicom. Onda, odjednom, zasviralo mi je nešto pored uveta i ja, sa čestim napadima panike, toliko sam jako to čula da sam htela da se onesvestim. Taman kada sam se okrenula da se maltene potučem, ugledala sam smešnog lika sa klovnovskom kapom i počela da se smejem. Bio je to jedan od muzičara koji su svirali te večeri. Prijateljica i ja smo se toliko smejale da nismo mogle da se smirimo. I tako je on počeo da priča i ni na kraj pameti mi nije bio on, a klovnovskoj kapi niko nije mogao odoleti. Uputio mi je par slatkorečivih izraza, ali ne, ni na kraj pameti mi nije bilo… Ne, ne. On uopšte nije bio moj tip, ali kao da se u meni nešto prelomilo i rekla sam sebi da ću da pokušam da ne bežim (na opšte iznenađenje i mene i moje prijateljice). Bio je to prvi put da nisam očekivala ništa jer on nikako nije ličio na nekoga ko se uklapao u one šeme koje nekada sami sebi utisnemo u glavu - kako bi trebalo da izgleda princ. Neke se stvari jednostavno dese i to možda baš onda kada se prepustiš. A možda je to bilo i ispunjenje moje novogodišnje želje jer sam malo pre toga pomislila kako mi je falila ljubav.

Sat je otkucao ponoć, a ja posle toliko godina srećna, i to van kuće. Stigla je i poruka od Mlađe i bila sam tako srećna jer prvi put sam mogla da mu odgovorim da sam srećna, da uživam i da nisam sama. Prvi put nakon toliko godina tuge. Uštinula sam se da još jednom da proverim da li je to bila stvarnost. Ta noć je zaista bila predivna i mi smo presrećne otišle kući. Kada sam se probudila, moji su već očekivali da ću da kažem kako mi je bilo loše, jer to je bila ono što su samo slušali od mene, ali ja sam ustala sa najlepšim osmehom na svetu i rekla kako mi je bilo predivno. Mama umalo nije ispustila šolju punu kafe, a tata, koga ni novi svestki rat ne bi mogao naterati da okrene glavu od TV- a, okrenuo se i rekao: "Da li je moguće?"

Tada sam tek shvatila koliko sam ja svih tih prethodnih godina bila loše i sama.

Uplovila sam u moje asane tog jutra, a pokret je bio drugačiji od svih ostalih prethodnih dana od kada je sva krenulo i od kada sam počela da se vraćam plesu i upoznajem sa jogom.

Naredne večeri se nismo videli kao da smo se i on i ja oporavljali od šoka, ali zato sledeće jesmo i bila sam prestravljena kako ću. Koliko god nekome bilo smešno, meni je to bilo zaista strašno. Kada sam imala najveće napade i šetala sa mamom gledala sam jedan predivan kafić blizu Banije i ja sam stalno zamišljala da odem tamo. Te večeri kao da su se ispunjavali moji snovi. Prvo mesto na koje me je odveo bio je baš taj kafić.

Ni sama nisam znala šta sam lupetala, ali sam stalno razmišljala kako da mu objasnim da sam sama toliko dugo, jer znala sam da mi ne bi verovao. I želela sam da mu ispričam priču o Mr. Perfectu, mada, ni to mi ne bi verovao i onda sam rešila da ispričam priču o „odbegloj mladi" što je i bila moja istina, samo razlozi bežanja su bili drugačiji. Pitao me je kako je moguće da sam sama. Ne znam ni ja, nisam znala odogovor na mnoga pitanja. Znam samo da sam, pored moje sreće, tog momenta osećala grč zbog Mr.Perfecta.

"Zbog čega?", pitala sam samu sebe, "vrlo je jasna situacija sa vama i on se neće promeniti!" Taman ja sedela sama godinama i pravila srca od sendviča.

Opet, držala sam sama sebi fige da ne ode nakon moje traumatične priče, i nije. Sa njim je počela jedna divna bajka i kao da sam nakon toliko godina ponovo počela da dišem, da živim. Nikada nisam poznavala nekoga ko je bio muzičar i bilo mi je teško da skapiram sve šta je radio, ali mislila sam da ću se privići. Ne pamtim da sam se osećala tako drugačije. Kao da su počinjali da pucaju lanci unutar mene koji su me godinama čvrsto držali, da sam se prosto uplašila tog osećaja. Sve je bilo divno osim jedne stvari. Sada kao da sam ja postala Mr.Perfect, ja sam imala problem da me zagrli. Bila sam mu čudna, ali me je razumeo i uživali smo u praznicima, jer nisam imala treninge, a ni kurseve, sve do Srpske Nove Godine, a onda, te večeri, mi je stigla poruka: "Stigao sam".

Prebledela sam, a on je primetio da se nešto desilo. Mr. Perfect se vratio sa Tajlanda i čudno mi je bilo da se javio, jer nikada nisam ni znala kada bi otišao. Mi nikada nismo ni bili u pravoj vezi. Imali smo samo neku suludu priču sa nekom mojom čudnom borbom. Muzičar je tu noć otišao da radi, a ja sam ostala kod kuće razmišljajući, i ono što je bilo najčudnije - Mr. Perfect je slao je poruke kao da je lud, nikada pre to nije radio. Pomislila sam da je vidovit, da zna. Od momenta kada sam krenula u priču sa muzičarem, za mene je bilo završeno naše viđanje, ali je ostala duboka bol i pitanje šta će biti sa njim. Od svih tih njegovih "beauty girls", znala sam veoma dobro da je samo meni dozvolio da mu priđem (ili je možda voleo ajvar koji sam pravila, nisam bila sigurna, mada, moram priznati da je ajvar bio čaroban) i znala sam da ako ga ostavim da je to gotovo. Naravno, nisam bila ja odgovorna za njega, ali ja sam znala šta je strah, ja sam prošla kroz agorafobiju. Kako njega da ostavim samog u toj priči? Volela sam to čudno biće ne samo kao muškarca, nego kao osobu. Za mene je on bio najdivniji novogodišnji paketić koji je negde ostavljen po strani i koga niko nikada nije otvorio.

Već narednog dana je trebalo da se vratim na časove, na edukaciju iz joge i mnoge druge koje sam započela I, odjednom, kao da je ponovo sve počelo da se vraća.

Bila sam izgubljena od obaveza i nisam prethodnih godina navikla da imam nekoga koga bi trebalo da vidim uveče i ne znam kako sam sve to iznosila.

Od sedenja u kući tolike godine do toga da sam sada živela ne dvesta, već trista na sat i svi su bili šokirani promenom.

Ono što je bilo najsmešnije je bilo to što je muzičar govorio kako sam "žena-zmaj", a ja sam se okretala iza sebe da vidim kome govori. O sebi sam uvek imala toliko loše mišljenje nakon agorafobije da ne znam šta je moglo da ga povrati, da ta slika bude bolja. Vratila sam se kući i pogledala knjigu,,Put do ljubavi". Kupila sam je za Mr. Perfecta, ali ona je nekim čudom ostala kod mene. On je živeo sa svojim strahom i srećno, ja nikada tako nisam i ne bih mogla. Ne znam da li je bilo bolje pomiriti se sa tim ili večito tražiti načine, ali ja nisam imala izbora. Da sam se pomirila, ostala bih u kući ili bi moja najdalja šetnja bila do kraja dvorišta.

Bila sam ponovo zbunjena i tada sam ponovo morala da objasnim nekome, da ispričam muzičaru da njegova "žena-zmaj" do juče nije mogla da izađe iz kuće sama. Pitala sam se samo kakav će to šok biti za njega i da li ću zbog toga izgubiti bajku koja mi se dešavala.

Mislim da je definitivno trebalo da studiram glumu, jer trebalo je uvek odigrati neku ulogu na predavanjima, treninzima, sa muzičarem, da sam dobro i da niko ne vidi moje napade. A i šta mi je drugo preostalo, šta sam drugo mogla nego da se bacim i da prikazujem sebe u formi gde bi me drugi samo gledali, a ionako niko ne bi razumeo šta se dešava sa mnom. Mr. Perfect nije stao sa porukama i zvanjem i nikada ga nisam videla u takvom izdanju. I šta bi glupo žensko srce moglo da pomisli osim da mu je još uvek stalo. Još ako je bilo izranjavano strahovima… Moja logika je bila da je sada skapirao i da jednostvano želi da se (o, da, ona čudotovorna reč koja se nikada ne dogodi nekom drugom osim nama samima)„promeni". Provela sam sa njim tolike godine i sve je stajalo u mestu, činilo mi se kao da je mislio da ću uvek biti tu.

Pokušao je sam, znam. Ali, nikada ne sa mnom.Valjda je mislio i plašio se da onda više ne bi bio savršen u mojim očima. Trebalo je da mu kažem za muzičara i taj deo mi je najteže padao, jer pored mog bega, sve te pretodne godine sam bila sama. Sve to da bih njemu pokazala da neko zaista može da voli i bez zagrljalja i ako ima strah. Sada je bilo vreme da mu to kažem. Udahnula sam duboko i poslala poruku. Moja okolina je bila srećna jer su sve to prethodno vreme gledali kako sam letela i trčala za njim. Moji razlozi su bili da mu pokažem da postoji bezuslovna ljubav.

Bezuslovna ljubav. Bio je to pojam za kojim sam tragala i te reči su duboko odzvanjale u meni. A onda reči da to ne postoji, tako su me srozale. Čak i da to postoji, i tada je uslovljeno nečim što se odvija samo među roditeljima i decom i eventualno krvnim srodnicima. "Ne želim da ostanem sama", pomišljala sam. Bilo mi je krivo što sam jedinica. Bila sam izgubljena između dve priče i moje želje da napravim nešto od svog života, sve vreme do tada, ja sam se samo borila da živim normalno i možda sam završila mnogo stvari, ali nisam bila ispunjena. Želela sam da radim, da postanem nezavisna, a sada imala sam moju bajku i njega koji je uvek bio na prvom mestu u mom životu, zahvaljujući njegovim strahovima. Bila je to faza mog života kada sam se baš borila da ostvarim svoje snove, međutim tek sam trebala da se suočim sa mnogim stvarima unutar sebe koje su samo izlazile iz mene nakon joge. Otvarao se neki moj novi put i ono što je bilo dobro tada je da koliko mi je bilo teško toliko mi je i pomogala joga, jer na neki drugi način čisto sumnjam da bih mogla da prođem kroz sve te stvari kroz koje sam prolazila. Finansijski sam stajala loše. Sve moje edukacije su bile preskupe i sve što sam imala davala sam samo za mogućnost da učim. Ono što je iskrslo kao problem je što me je muzičar uvek vodio na neka divna i predivna mesta i trebalo je da budem lepa, a meni je bilo tada zaista mnogo da kupim i jednu haljinu. Naravno, nikada mu to nisam rekla i pitala sam se kako sam samo uspela da ponovo tako iskomplikujem svoj život. Sa muzičarem je svako veče bio dogovoren izlazak, iako sam pre njega živela totalno zatvorena. Nakon svakog predavanja dobijala sam siptome plakanja ili smeha ili nekih drugih stvari koje je trebalo izneti, a Mr. Perfect je non-stop zvao. Nisam znala kako da se snađem u muzičarevom svetu, bila sam izgubljena, jer taj svet je bio veoma različit od sedenja u sobi, viđanja sa Mr. Perfectom i časova joge gde smo svi uglavnom bili prijateljski raspoloženi. Činilo mi se da sam ujutro i tokom dana u nekom svetu mira, a uveče bih odlazila u neki drugi svet gde je bilo sve suprotno od onoga što sam pokušavala da promenim na sebi, na svojim časovima. Jedne večeri sam videla muzičara u njegovom svetu i samo što se nisam onesvestila, ali ovaj put ne od fobije. Mislila sam, za sve ove godina nijedan napad me nije "bacio u nesvest", ali to što sam tu videla umalo nije učinilo da padnem. Krenuli smo to veče da mi pokaže gde svira i kolena su mi klecala već na samom ulazu. Nismo ni ušli, a pevačica koje je pevala u njegovom bendu se zatrčala i skočila mu u zagrljaj. Stajala sam šokirana pored njega i nisam znala šta da radim, prosto sam se prepustila situaciji. Muzičar je vodio drugačiji život od mene. Ja sam ranom zorom bila na predavanjima, a on je uglavnom radio noću, trebalo je praviti velike kompromise. Trudila sam se da razumem to što je radio hiljadu poslova, i što mu je život bio u haosu, stan u renoviranju… A onda sam saznala gde još svira, i da, život je zaista čudo - setila sam se kako sam ga videla na završnom ispitu na fakultetu, ni slutila nisam da ćemo jednoga dana biti zajedno. Da, bio je to on, koji je svirao u holu mog fakulteta na dan mog strašnog ispita koji sam položila ukočene vilice. Od njegovih prijatelja sam stalno slušala kako je on bio sam i kako nikada nije ni sa kim, ali opet moj ludi glas kako sam ja najgora na svetu mi nije dao mira da poverujem u to i da uživam u sreći. Sa njim sam živela život kakav je vodio Mr. Perfect, ali ne sa mnom, jer kao što je jednom i sam rekao: "Mi živimo različitim životima". Ono što me je najviše brinulo bilo je to što sam znala tj. pitala se kako ćemo se nas dvoje uklopiti. On mi je na to rekao da moramo, prihvatila sam to, valjda. Od silnih programa u sportu koje sam završavala i promena, činilo mi se da više nisam ni znala ko sam, ali nisam ni imala vremena ni da razmišljam o tome. Na jogi je bilo sve bolje i bolje i upijala sam svaku reč koju sam mogla. Dosta sam čitala, jurcala i mnoge stvari koje sam naučila da bih pomogla sebi su mi tada tako dobro došle, pa su svi mislila da sam sam završila psihologiju. Zaista sam imala velike snove, i dok sam o tome razmišljala, shvatila sam da je muzičar za vrlo kratko vreme postao veoma ozbijan po pitanju naše veze i to me je dodatno uplašilo.

Kada god bih zatvorila oči na u nekoj od relaksacionih tehnika, videla bih Mr. Perfecta i osećala bih krivicu što ga napuštam. Pitala sam se zašto sve mora da bude tako komplikovano. Muzičar je bio vrlo hladan čovek, ali prema meni dobar. Imao je tešku priču iza sebe i kipteo je od besa i mislim da sam mu ja najviše značila, jer je mislio da sam jaka osoba, a meni je padao mrak na oči pri pomisli da mu saopštim da sam sve bila sem toga. Ležala sam na jogi i opet mi je pred očima bio Mr. Perfect. Nikako nisam mogla da mu kažem… kako sam ga mogla ostaviti, bilo mi je veoma teško. Na neki čudan način bila sam mu i zahvalna, barem sam njemu to uvek pričala. Nikada nisam želela da se oseća loše. Iako su mnogi potvrdili da ne postoji bezuslovna ljubav mislim da je ovo bilo najbliže tome, ali njegova odluka je bila davno donešena, a ja sam sada bila u nekoj novoj priči. Kada sam mu poslala poruku, tada je krenuo i sa pozivima i ja jednostavno nisam mogla da prepoznam čoveka koji je toliko bio hladan do pre mesec dana da jedva da je napravio smešak kada bismo se videli. Nikada ništa nije učinio za mene i nisam ni tražila, samo mi nije bilo jasno odakle sada ta promena. Želeo je da budem srećna, jer je mislio da zbog njegovog straha, sa njim ne mogu, rekao mi je da sa njim niko ne može da bude srećan i znam da sam uhvatila hiljadu puta sebe kako sam i glumila sreću, da bih mu pokazala. A znala sam da bih bila samo da je barem malo hteo da izađe iz oklopa u koji se zatvorio. Muzičar je već primetio da se nešto dešava i morala sam da mu objasnim. Pitao me je ko je, ali nisam smela da mu kažem, jer su oboje bili iz sveta poznatih i nisam želela da bilo kako narušim njegov ugled, a i znala sam koliko bi ga to zabolelo.

Mr. Perfect nije prestajao da zove i muzičar je već bio besan, jer trebalo je istrpeti mene u vezi i koja sam se tada, nakon toliko godina bez zagrljaja, plašila istog i postala kao Mr. Perfect ili je to bio možda moj način da se ne odreknem njega. Sedela sam kao uvela biljka i nisam znala šta da radim kada je te večeri stigla njegova poruka koja me je najviše zaprepastila. Poruka da me voli. Gledala sam u telefon i pitala se da nije neko promašio broj, pokazivala mami i bila zbunjena. Šta se promenilo u tom čoveku? "On me voli, sada me voli", ponavljala sam hiljadu puta, ali muzičar mi je pružio sve ono što on nikada nije i nisam mogla da to ne cenim. Nisam mogla sebe da prepoznam i potpuno sam se promenila. Do pola noći bih bila sa muzičarem po raznim klubovima, a ujutro rano sam na predavanjima iz joge i sve sam radila super, ali onaj prvi deo kada se spremamo pre časa u položaj lotosa i zatvorimo oči ja bih ponovo zaspala. Nikada neću zaboraviti prijateljicu koja je sedela iza mene I, kako bih ja počela da padam unazad iz lotosa, pridržavala me tih prvih pet minuta pre vežbanja. To je bio kao dvostruki život koji sam vodila. Nikako to u mojoj glavi nisam mogla da pomirim. Polagano je došao i moj rođendan i spremala sam se u istom danu i za slikanje za jogu. Taj dan mi je bio jedan od onih dana kada nisam znala šta ću pre da uradim od obaveza, a muzičar je rekao da uveče idemo na večeru. Tako mala stvar za mene je bila velika jer u periodu kada su moje drugarice izlazile, ja sam sa borila sa napadima, pa je to veče napokon, posle toliko godina, za mene predstavljalo jednu pravu malu radost. Obukla sam crvenu haljinu-tuniku, mnogo sam volela crvenu boju, i krenula. Bila sam toliko umorna da sam i zaboravila da mi je rođendan, ali te večeri sam sijala nekim čudnim sjajem. Kao da sam posle sto godina imala ono što sam želela, jogu, ples, karijera je krenula na bolje i napokon sam imala hrabrosti da sa nekim izađem na večeru. Koliko sam samo vremena provela šetajući gradom dok sam vežbala da idem sama i gledala kako sede parovi u kafićima, restoranima, sanjajući o tome da ću i ja moći jednog dana. Mada, od onda kada sam videla osobu sa kojom sam odrasla u kafeu sa devojkom, uvek sam u kafiće gledala iz daljine, sa posebnom dozom opreza.

Stigla je, posle toliko vremena, moja noć... i to za moj rođendan! Dugo sam je čekala!

Bila sam tako srećna. Bilo je divno. Lepo romatnično svetlo, nas dvoje i on sa rečima o tome kako je jednom jedan režiser pravio neku devojku da bude prelepa i rekao mi je da je bila kao ja. Samo što se nisam srušila sa stolice. Prva misao mi je bila: "Ala ovaj ume da laže". Kako god, bio je to moj najlepši rođendan i nikada ga neću zaboraviti. Bila sam presrećna, i misleći da je to – to, krenula kući jer ujutru sam morala rano da ustanem. Nisam želela da propustim nijedan čas jer sam konačno učila ono što volim. Bilo me je malo i sramota od muzičara jer nisam mogla da se opustim ni za rođendan, ali volela sam moje časove i to mi je bilo važno. Međutim, on je imao druge planove. Zazvonio mu je telefon i rekao mi je da nakon večere samo odemo kod nekog poznatog biznismena na proslavu, jer i njemu je rođendan. Tada sam saznala da je jedan od najvećih biznismena bio rođen kada i ja, kao i vlasnik jednog od fakulteta u Srbiji, pa sam pomislila možda će jednog dana biti i od mene nešto. Oči su mi se sklapale i nisam mogla da sve to da odbijem, jer je on želeo da me obraduje. Stigli smo tamo i odjednom sam shvatila da se nalazim u sredistu čitavog estradnog i poslovnog sveta Srbije, sa jednim izuzetkom te večeri, čekali su nekog poznatog reditelja da se pojavi. Seli smo, muzičar me je upoznao sa njima i odjednom je pomenuo nekog poznatog ginekologa koji je sedeo tu i rekao mi: "Taman, on će nam trebati!" Pogledala sam ga i nisam znala šta se dešava. Pa, mi nismo bili ni mesec dana u vezi, ali on je to objašnjavao time da to uopšte nije bitno i da ako smo jedno za drugo - kakve to veze ima. Ja sam ostala u šoku, a on je otišao da odsvira nešto u čast tog čoveka I, dok sam ja tumbala po glavi šta mi se dešava, odjednom je stala muzika i poznati biznismen je rekao: "Molim vas za trenutak pažnje!" Nisam slušala, ja sam uvek bila u svom svetu, čula sam samo negde u daljini reči: "Danas je posebno veče i jednoj devojci ovde je rođendan, pa bih voleo da joj svi čestitamo. Zorana ustani i okreni se da te vidimo!" Tajac. Htela sam da ustanem, ali nisam mogla, a onda me je muzičar maltene podigao i odjednom sam samo videla kako svi ti ljudi stoje i tapšu mi.

U tom momentu slike su prolazile u mojoj glavi i odjednom sam ja stajala u svetu Mr. Perfecta, ali bez njega. Život je čudo.

Bila sam prezahvalna muzičaru. Mislim da je i on sebe tu prevazišao, ali neke kockice se jednostavno uklope.

Taman sam se malo smirila, kada je stigao taj čuveni režiser, a sa njim i novi šok. Odjednom sam se okrenula i videla njega koji je bio okružen obezbeđenjem kako se spušta na kolena ispred mene i traži da mi poljubi ruku. Došlo mi je da se uštinem. Pogledala sam u muzičara, a režiser mi je rekao: "Ti mora da si popularna ovde?!" Pogledala sam ga začuđeno i pomislila: "Ja ne mogu ni posao da nađem, a nekada i da se uguram u autobus za Kaluđericu". Domaćin večeri je video da situacija nije baš bila prijatna za muzičara, pa ga je odmah predstavio kao mog dečka. Tada je i meni laknulo.

To veče je bilo kao moderna bajka i kada sam došla kući dugo sam gledala u jednu tačku nesvesna svega što mi se desilo, tog predivnog dana koji, zahvaljujući muzičaru, nikada neću zaboraviti.

Ustala sam i pitala se da li je stvarno došlo vreme za udaju.

Ponovo sam spavala u mojoj poziciji lotosa na početku, ali svaka asana dalje me je budila dok su se u meni javljala mnoga pitanja. Udaja, to je za mene bio davni san, a muzičar, iako je one večeri prevazišao sebe, imao je i jednu osobinu da blene u sve što prođe pored njega i veoma sam se ružno osećala zbog toga. Ok, mislila sam, radio je takvu vrstu posla, ali najgore u svemu je što on u tome nije video ništa loše. Za neke možda i nije, ali ja nikako nisam mogla da zamislim svog dečka koji stalno gleda i zuri u sve bilo lepo ili ružno. Uskoro sam se, jednim odlaskom na kafu, uverila da zaista imam takvog pored sebe. Pitala sam se da li je to stvar poverenja i da li bi mi to smetalo kod Mr. Perfecta, ali naš odnos je bio potpuno drugačiji. I pitala sam se da li sam možda bila isuviše ljubomorna. Ne, zaista nisam, samo mi je to sve bilo baš ružno i nije mi trebalo da mi poljulja inače uzdrmanu sliku o svemu što mi se dešavalo.

Međutim, i dalje, kada god bih zatvorila oči, na svakom času meditacije, videla bih Mr. Perfecta, ni sama nisam znala zašto. Znam, mogla sam da saznam, ali kao da nisam želela, da li zbog straha, krivice ili ljubavi, bile su to sve neke čudne emocije. Kako je muzičar počeo da priča o udaji, ja sam se uspaničila još više, nisam bila sigurna u njega zbog mnogih njegovih rigidnih stavova. Jednom prilikom sam htela da zapalim cigaretu, a on mi je rekao da ako zapalim među nama je gotovo. Ja stvarno nisam bila onaj pametni tip koji bi ignorisao sve to, već mi je u trenutku došlo da zapalim tompus. Nisam volela ljude koji su tako nametali, to su za mene bili roboti, kako sam ih nazivala. Bilo je kafea gde smo ulazili razdvojeni i sve to je u meni budilo sumnju da li ja zaista treba da se udam za njega i šta ako sutra zaželim da zapalim cigaretu, hoćemo da se razvedemo? To sve se i nije baš uklapalo u onu moju bajku iz detinjstva. Dani su prolazili tako što sam išla na pet vrsta edukacija, a uveče bih odlazila sa njim u neki njegov svet. Tada sam se zaista uplašila da ne dobijem pored agorafobije i poremećaj ličnosti, jer pre podne bih bila sa ljudima sa joge u miru i tišini, a uveče kao da sam odlazila u neki suprotan svet redovno gledajući susret njega i one pevačicu koja se sa njim pozdravljala naskačući na njega, ali samo sam se i tim situacijama osmehivala. Svi su verovatno mislili da nisam normalna, ali ja sam bila srećna što sam uspela da obuzdam moje sredstvo za verbalnu komunikaciju.

Taman kada sam se malo smirila, odjednom videh sliku mog dragog kako svira u peni u bazenu sa nekoliko golih devojaka. U glavi su mi prolazile reči: otac, muž, vernost, ljubav, i samo sam duboko disala. Kući sam došla smlaćena, kao krpa.

Nisu me umarala teška vežbanja, ali ujutru sam, nakon svake večeri provedene sa njim, dolazila na jogu smlaćena i još jednom hvala mojoj drugarici koja mi je pridržavala leđa u početnom delu da se ne skljokam. Ne znam kako bih sve što mi se dešavalo izdržala bez joge, nastavak starog-novog posla, edukacije, rata i mira sa emocijama, a pritom sam bila osoba koja je do juče sedela samo u kući. Jer i moja baka je imala zavidan broj izlazaka iz kuće za razliku od mene u to vreme. Mada, u ovim momentima bih zaista volela da sam bila kao moja baka jer ona bi brzo sredila te munje sa buljenjem i penom a ja sam tu malo bila zakržljala ili izgleda da sistem vrednosti koje sam imala i produbila u jogi i mom životu kao da je bio "puj-pike" u tom svetu pene. Taman kada sam malo došla sebi, muzičar mi je javio kako te večeri nećemo ići na neko mesto gde on svira nego u šetnju. Bila sam tako nervozna pre toga da kada sam to čula od sreće sam krenula da pravim moj integralni kolač. Imali smo neka predavanja iz ajurvede i moji su svi tih dana bili na toj ishrani i ja sam sva srećna htela da napravim i njemu, jer ipak me je jedno veče poštedeo gledanja skakanja pevačice u njegovo krilo. Stigao je, sva srećna sam istrčala sa cvetićem u kosi i integralnim kolačićem i kada sam mu sva srećna rekla za kolač rekao je samo "Dobro!" i prebacio ga na zadnje sedište. Uh. Ostala sam zbunjena. Nisam baš tako danas učila o razmatranju ljubavi i zahvalnosti, ali dobro. Slegla sam ramenima. Stao je do prvog fast food-a i kupio picu. I taman sam ponovo htela da mu kažem nešto o mom integralnom kolačiću i ljubavi i spremanju kada mi je on rekao, dok je razvlačio kačkavalj sa pice: "Ma, pusti, ovo je hrana za dušu". Zaćutala sam. Potom mi je saopštio da ovog vikenda putuje za Frankfurt. Pa, da, naravno, čitav život se plašim odvajanja i sve nalazim neke koji stalno negde odlaze. Rekao mi je kako moramo samo da svratimo do nekog lokala da se nađe sa gazdom te diskoteke u kojoj treba da svira. Nisam ni znala sa kim ide, a onda smo stigli na mesto zločina i odmah sam prepoznala gazdu. Bio je to lik preko koga su naskakivale tri devojke pa takoreći gole. Osećala sam se kao debil sa mojim cvetićem u kosi i došlo mi je od muke da se razbacam u neku od mojih asana da se smirim. Pored straha od odvajanja i horor filma u glavi samo sam ga zamišljala kako putuje sa tim devojkama koje u jednom momentu samo što nisu počele da skaču i po meni. Mrko sam gledala gazdu, a onda sam se ponovo setila principa i znala sam da svakog trenutka možeš promeniti sebe i nekim čudom sam izdržala čitavu situaciju, ali velika greška je bila to što sam ćutala, što nisam njemu rekla za to, a i šta bih postigla, on to ne bi razumeo. I ja sam, od moje silne nesigurnosti, pokušavala da preispitam sebe- jesam li ja zaista ljubomorna ili jednostavno nemam poverenja u njega. Rekao je da kada se vrati ćemo ići na neko posebno mesto. Valjda je trebalo da budem srećna, ali nisam, falila je ona žica poverenja. Poruke od Mr. Perfecta su samo stizale i došlo mi je da krenem da skačem po telefonu da stane, jer tako sam se bila uplašila i tako mi je došlo da se zatrčim kod njega i da pričamo o politici, ma o bilo čemu i da sedim između četiri zida. Bila sam tužna i preplašena, a izgledalo je kao da imam zaista divnog dečka. Možda ga i jesam imala, možda je on bio samo malo lud, ali ne znam, jednostavno nisam razumela mnogo toga, nisam mogla da razumem šta mi se dešavalo i kako pored čitave ove bajke, da izuzmemo buljenje u druge devojke i nekih par rigidnih "stvarčica". A možda sam samo tražila razloge jer sam i dalje brinula o Mr. Perfectu. Muzičar je otišao sa plesačicama sa najavom da kada se vrati imamo taj bitan događaj i ja sam ostala sama sa porukama od Mr. Perfecta. Ne, nisam imala poverenja u muzičara na osnovu njegovog ponašanja i nekim čudom sam toliko verovala u Mr. Perfecta, ali naša priča je bila nemoguća. Otišla sam da prošetam gradom i tada sam prvi put sebi htela da opalim šamarčinu i da zaboravim na nenasilje u jogi, jer sam zaboravila da do juče nisam mogla sama da odem ni do prodavnice, a onda kada baš ne treba, pojavio se on sa kojim sam odrasla, negde na pola puta do moje kuće kao da je hteo da me podseti na još jedno prošlo odvajanje koje nisam mogla da iznesem.

Zanesena u svojim mislima, nisam ga ni prepoznala. Javio mi se, pogledala sam ga i prošla misleći da ću se srušiti. To je bila moja davno zakopana "stvar", a ja nisam bila ništa bolja nakon svih tih godina i kao da se ništa nije promenilo od tog dana pre toliko godina kada sam se rastala sa njim na rampi za njegovu kasarnu. Bilo je sve isto u meni. Isti strah, isti bol, samo sa još više novih rana i ožiljaka. Zašto mu se nisam javila, ne znam, bilo mi je lakše da pobegnem. Oduvek sam bila kukavica kada su u pitanju bile emocije.

Rasplakala sam se kod kuće, jer uvek kada bih ga videla i čula, kao da se čitavo klupko mog života odmotavalo i kao da to nisam mogla da zaustavim. Kao da nisam mogla da ispraznim tugu koju sam osećala i samo sam se prepustila čekajući muzičara da dođe i da konačno se negde usaglasim sa mojim emocijama. Vratio se i odmah je krenula priprema za taj događaj, a ja sam jedva mogla da se očešljam. Bio je to doček ili ispraćaj našeg najpoznatijeg tenisera, nisam baš bila sigurna, i on je svirao tamo sa kolegama. Dok sam platila sve kurseve ostala sam bez dinara i nisam znala kako da se pojavim i u čemu te večeri. Za poslednji novac koji sam imala, kupila sam haljinu i sredila nokte, jer to je bilo važno, i na kraju shvatila da nemam ni krejon, a ni neku sumu novca da ga kupim, pa sam sa krejonom koji je ličio na grafitnu olovku, koji sam kupila kod Kineza, krenula na taj velelepni događaj. Muzičaru nikada nisam rekla da nemam novca. Jedva sam se snalazila sa tim dugim veštačkim noktima jer trebalo je raditi razne akrobacije na rukama i sve sam to uspela, samo kao da je uvek bilo najteže sa emocijama.Vremenom taj balans se polako širio i unutar mene i to je ono što me je motivisalo. Imala sam osećaj kao da ruke nisu moje, ali čini mi se da sam zasijala te večeri, i sa kreonom od Kineza, barem sam to videla po njegovom izrazu lica. Doduše, nisam znala kako ću sutra da odem na predavanje, ali pružio mi je toliko toga nekim delom, da sam želela da ga te večeri usrećim. Sedela sam pored dekana mog fakulteta u nekom novom svetu i misli su letele. Razmišljala sam: "Šta ako sretnem Mr. Perfecta?", setila sam se kako sam do juče sedela u njegovoj kuhinji naslonjena na radijator sa agrofabijom bez ičega, sanjajući da budem kao devojke sa kojima se on ponosio, a sada sam bila negde na tom mestu ali njega nije bilo. Muzičar je zastao i pred svima otpevao staru pesmu "Sunce ljubavi" i dok je svirao misli su ponovno letele. Vraćala sam se u svoj svet, u svoju sobu i hiljadu noći sa plakanjem, u moju agorafobiju, u moju nemoć, bolest, a onda bih otvorila oči i mislila da sanjam neki lepi san. Znala sam ko bi bio izuzetno ponosan na mene, moj doktor, čovek koji je jedini vrlo dobro znao šta sam prolazila, i niko osim njega to i nije mogao da zna. Nisam navikla na to pa sam se sakrila negde u ćošku iza neke čudne ogromne biljke i kuckala poruke, nisam dobro izučila onaj deo emotivne inteligencije kako iskoristi prilike i nisam ni primetila da je neko došao do svira a onda je zatrubio toliko jako da umalo nisam ispustila telefon. Kao iz topa sam rekla: "Moj dečko tamo svira!", ali on nije to konstatovao, a onda sam ustala i krenula ka muzičaru koji je svirao. Nisam smela da uđem u glavnu salu, oduvek sam se osećala da ne vredim, a ta sala je bila predivna. Njegov prijatelj me je uveo i to veče je bilo divno na kraju. Muzičaru je bilo drago što sam ga ispoštovala i bilo je to lepo samo još da sam znala da ispoštujem sebe. Plesali smo.

Njegov potencijalni kolega mi je, iza muzičarevog ramena dobacivao da pobegnem. Naravno, kada sam prepričala događaj tetki, ona je rekla kako ja uopšte ne znam da živim i kako bi to bila idealna scena - ja u begu sa drugim. Tetka je oduvek imala bujnu maštu. Samo sam se prepustila zahvalna, prezahvalna. Pitala sam se samo da li će moji nokti i sutra izdžati sve moje časove. Smejala sam se sama, šta sve još neću raditi?!

Znala sam da sam uspela da živim normalno zahvaljući jogi i plesu, znala sam to i veoma cenila i svako predavanje samo upijala. Došao je i dan mog polaganja. Pitala sam se kako će to proći, imala sam toliku tremu jer ja sam uvek bila ta koja je bežala od nastupa. Tog dana na polaganju smo bili samo moj prvi učitelj i ja. Bilo mi je teško, ali kako sam krenula, joga mi je davala neku magiju koju nisam mogla da objasnim, kao da sam se pretvarala u neku drugu osobu koja je bila daleko od one mene sa napadima panike i agorafobije. Videla sam da me učitelj čudno gleda i mislila sam, kao i uvek, po mom negativnom obrascu razmišljanja, kako sigurno nešto ne valja. Ranije bih od takvog ili sličnog pogleda stala, ali ovde nisam bežala. Kada sam završila, rekao je samo kako takvu sigurnost nije video. Sigurnost?! Pomislila sam, pa ja to nikada nisam imala, pa ja sam najnesigurnije stvorenje koje je postojalo, ali eto, prvi put sam i ja bila sigurna u nešto. Radila sam je srcem i dušom, vođena željom da pomognem i nisam razmišljala o nekim nebitnim stvarima. Mojoj sreći nije bilo kraja i narednih dana svi su mi pominjali tu sigurnost, a ne znam ni sama kako sam se suzdržavala da ne zaplačem. Na mom prvom času joge, nisam mogla da izdržim da ostanem u sali do kraja časa od nesigurnosti, a sada sam slušala o mojoj ogromnoj sigurnosti. Muzičar nije baš dobro razumeo šta se tu dešavalo, ali se radovao, a ja tako sam htela da javim Mr. Perfectu, da otrčim da ga zagrlim, da mu kažem, ali nisam mogla. Poštovala sam vezu u kojoj sam bila, tako sam osećala. Te večeri me je muzičar sačekao i kada sam ušla u kola bila je neka divna muzika na radiju i odjednom je izvadio iz džepa nešto što je ličilo na prsten, ja sam još uvek bila u mislima u mom polaganju, bila je to tako velika stvar za mene.

"Neverovatna sigurnost", odzvanjale su mi te reči u glavi i ispalo je kao da nisam imala nikakvu reakciju na prsten, a ustvario on je baš to želeo - da vidi kako bih odreagovala na prsten, pa mi je podmetnuo okrugli deo priveska od ključeva koji je ličio u mraku na prsten. Uzela sam ga i pitala šta je to, nasmejao se samo, a ja sam tek naknadno shvatila da je to opet testiranje. Kada sam došla kući, osećala sam se kao nečiji eksperiment. Mr. Perfect je prvi put napisao da me voli i prsten i sigurnost sve je to bilo previše za mene koja je u sebi nosila još uvek hiljadu burnih emocija. Toliko toga se dešavalo i bila je to ogromna promena za mene koja sam godine provela sama u svojoj sobi. Osećala sam umor. Razmišljala sam o udaji, ali želela sam i da nešto uradim, da prenesem, da pomognem, da nadjem sebe u svemu ovome što sam uradila i možda i bih, ali muzičar mi je ulivao toliku dozu nepoverenja da nisam mogla da opišem i nisam znala šta da radim. Opet briga koju sam osećala za Mr. Perfecta bila je neizmerna, a muzičar je i dalje bio u svom svetu i valjda od svega toga što se dešavalo od pozitivnih i negativnih stvari koje su kulminirale u tom periodu, meni je bilo loše ponovo. Nisam znala kako ću da platim sve edukacije, kako da se izborim sa mojim privatnim životom i bila sam sada ja ponovo paralisana od zagrljaja, ovaj put ne od agorafobije ovaj put nisam znala da li od tuge, krivice ili ljubavi prema Mr. Perfectu. Pitala sam se zašto se stvari dešavaju tako i bolelo me je da još jednom ne pružim šansu da izađe iz njegovog kruga straha, jer znala sam koliko sam ja morala da prođem da bi mi dozvolio da uopšte budem u njegovom svetu i znala sam da bi teško neko to ponovo uradio. Bila sam sluđena i tada sam prvi put napravila grešku što nisam pričala sa čovekom koji mi je spasao život, već sam to uradila tek kada je bilo kasno. Želela sam odjednom da budem jaka, vođena kompleksima moje prošlosti, ali sam zaboravila da sam na taj način pokazala koliko sam bila slaba, zaista. Poslala sam još jednu poruku

Mr. Perfectu sa meni značajnim rečima, potvrdio ih je. Čini mi se da je odluka bila donesena, muzičar je mnogo trpeo od moje hladnoće koju nisam mogla da otkravim, ali ni on nije bio čovek pun topline koji bi mi pomogao da to uradim. Sa njim su stvari bilo vrlo jasne - imaš to, to i to zauzvrat tražim to, to i to, i ako tako ne bude rušenje njegovih principa značilo je njegov odlazak. Ličio mi je na čoveka koji je uvek i jedino verovao samo sebi i činilo mi se kao da sam trebala da budem robot, ali u tom trenutku to mi je bilo veoma teško. Možda bi neko racionalno kalkulisao i zaboravio na robotizam u zamenu za ugodan život, jer i moja racionalna baka uvek govori kako je ljubav uvek u paučini i ja sam bežala uvek kada bi ona to rekla. Moja druga baka je bila samo vođena srcem, umrla je mnogo davno i pitala sam se da li ja grešim, da li pravim grešku. Činilo mi se da kada sam muzičara pozvala da idemo kod moje bake i kada mi je rekao,,Aha, sad ću!", shvatila sam koliko je on zaista uživao u njegovom porodičnom životu. Došlo mi je da bacim više telefon sa porukama od Mr. Perfecta. Bio je drugačiji. I ne znam šta mi se tada desilo, samo znam da smo muzičar i ja sedeli u nekom kafeu i da mi je on rekao dve stvari, prvu kako nikada ne bi voleo da bude u vezi sa pevačicom, iskreno, mislila sam da laže, i drugu - gledali smo neki katalog sa cipelama i on je rekao kako takve cipele nikada ne bi voleo da kupim. Ma, sve se promenilo te večeri. Znala sam da nemam mnogo novca zbog edukacija, ali sam rekla mami već sledećeg dana kako idemo u kupovinu. Bila je iznenađena. Otišla sam da kupim crnu haljinu. Mama me je bledo pogledala jer nikada nisam nosila crno, još od onog dana kada sam pročitala knjigu od Rike i kada sam odlučila da više moj život ne uvijam u crno, ali tog dana sam kupila tu crnu haljinu. Potom sam se zaputila u sledeću radnju sa cipelama i ugledala cipele iz kataloga. Obula sam ih i nikada se pre nije desilo da se čitava radnja okrene i da mi kaže kako mi prelepo stoje i da ne razmisljam da li da ih kupim. Sedela sam na stolici zamišljena, kao da sam želela da zaustavim taj trenutak dok su misli letele preko svega što je bilo, muzičar je trebalo da dođe po mene za manje od tri sata. Dala sam poslednje pare koje sam imala da kupim cipele za koje je on prethodne večeri rekao da nikada ne bi voleo da me vidi u njima. Došla sam kući i spremila se. Nisam planirala svesno… bilo je kao u jednoj divnoj pesmi koju sam slušala te večeri. Obukla sam moju malu crnu haljinu i cipele i videla poruku da je stigao. Izašla sam jedva hodajući u novim cipelama i nikada sebi nisam bila ružnija. Otvorila sam vrata od kola i zastala, i on je. Pogledao je dole, ugledao ih je i ućutao, ćutala sam i ja. Te večeri prvi put nije držao ruku na mojoj pošto je imao običaj da tako vozi. Otišli smo u centar u neki klub i kada sam opet videla ekipu, mrak mi je pao na oči, ali bili su zaista fini te večeri. Meni kao da se nakupilo sve i te večeri baš nisam imala snage za neki novi događaj. Osećala sam se kao u nekom horor filmu u neudobnim visokim potpeticama, u klubu punom dima, glasne muzike, dok mi je telefon zvonio. Odjednom, posle toliko vremena, ja sam dobila takav napad da sam mislila da ću se ugušiti i samo sam mu rekla kako moram da izađem, jer sam bila pred nesvesticom. Maltene me je izneo napolje, ali nije bio vidno potrešen zbog toga. I dok sam se ja jedva teturala na visokim potpeticama i hvatala vazduh on me je držao i u jednom momentu se okrenuo za dupetom žene koja je prolazila. Ne znam kako sam i to uspela da uhvatim pogledom u svim tim dešavanjima, izgleda da sam bila svetski fenomen ili možda samo jedna obična žena. To me je pogodilo i tada sam pukla. Bilo je veoma teško ostaviti čoveka koji je pretvarao moj život u san, ali došlo je vreme izbora. Da, muzičar jeste bio čovek koji je napravio skoro bajku od mog života, ali neko bez emocija, bez osećaja, neko za koga je sve bila samo dužnost i za koga je sve funkcionisalo po pravilima bez iskakanja, bez greške i možda se to moglo promeniti. Tu je bio i Mr. Perfect, a on je imao najjače oružje kojim je mogao da me kupi, njegov strah. Otrgla sam mu ruku i umalo se stropoštala sa sve cipelama i haljinom na sred Platoa. Čim smo ušli u kola, sve se smirilo kao po dobrom starom običaju. On je i dalje samo ćutao. Otišli smo na čaj i tada sam ponovo uradila isto što sam nekada davno. Došlo mi je da stavim sebi neku selotejp traku na usta i da začepim, ali ne, samo je krenulo iz mene. Govorila sam kako ja mislim da bi njemu ipak bilo bolje da se oženi nekom devojkom iz njegove branše i kako ja ipak nisam za njega, kako smo mi dva različiti sveta, to sam naučila od Mr. Perfecta. On je samo blenuo u mene. Verovatno bi većina ostala u toj priči makar zbog bajke, ali takve budale kao što sam bila ja – ne. Razmišljala sam kako se Mr. Perfect oporavlja i kako je sve super sa njim. Stigli smo do moje kuće i raskinuli. Bio je prvi maj, možda slučajnost, rođendan čoveka sa kojim sam odrasla. Izašla sam iz kola sa pola srca, činilo mi se da sam pola ostavila njemu sa nadom da će se nešto desiti, da će me neko probuditi, ali ne, kao po nekom uputstvu magije ja sam kao robot izgovarala reči, a iznutra samo što nisam vrištala. Zatvorila sam vrata kola i krenula, rekao je: "Ljubavi…" Pogledala sam ga i otišla. Poslednje što sam čula bila je škripa kočnica. Više se nikada nismo videli, a ja, ne znam kako sam preživela naredne dane. Bila sam od onih koji tek kasno shvate kada nekoga vole, nesposobna da pomognem sebi, a kamoli Mr. Perfectu.

IX

POVRATAK U ŽIVOT PLESNIM KORAKOM

Čitavu noć sam presedela sam tolikim bolom da nisam umela ni da ga opišem. Popušila sam dve pakle u roku od tri sata. Totalna destrukcija, mislim da se to tako zvalo. Ponovo sam zatvorila sebe u svoj svet i došlo mi je da vrištim od bola koji sam osećala. Racionalno, bila sam glupača, ali sa druge strane bilo je lepo razložiti pojam ne ljubavi prema sebi. Možda neko nauči na tuđim greskama, ja bih volela da sam mogla pročitati o nekoj budali pre kao o meni, ali ne, nisam je našla. Prvu vezu sam uništila kada sam se razbolela, a drugu iz straha da ostavim Mr. Perfecta. Neko bi se borio, neko bi pokušao i za Mr. Perfecta sam činila sve, a muzičara sam jednostavno oterala iz svog života.

Super, bar sam toliko mogla da skapiram. Sedela sam u tim cipelama te večeri, dugo. I dan danas ih čuvam i nikada ih više nisam obula. Kao da sam patila da ponovo odem u tugu u kojoj sam bila. Toliko sam plakala da je to bilo nemoguće. Trebalo se vratiti kursevima, a ja sam bila totalno slomljena. Tog dana na kursu je gost bio čuveni "čovek iz alternative" i tog dana je uz gitaru čitao stihove neke pesme. Sećam se da su svi oko mene počeli da plaču, bilo je to masovno plakanje, a ja ne znam kako sam došla do mesta gde se to zadržavalo, ali nisam mogla da plačem. Bilo mi je prosto neprijatno u jednom momentu i pitala sam se šta je sa mnom, pa ja plačem dnevno 23 od 24 časa - kako je bilo moguće da sada ne mogu. Bila sam kao stena, nisam mogla suzu da pustim i došlo mi je da sebe našamaram da bih zaplakala, da barem jednom budem deo grupe, ali kako god okrenula uvek sam se morala izdvajati. Ne sećam se šta se jos dešavalo u tom periodu, bilo je sve nakon toga ponovo bolno. U roku od dva dana su mi ukrali dva mobilna telefona. Meni koja je uvek sve ostavljala otvoreno, ali tih dana kao da nije bilo kraja opet lošim stvarima. Bila sam kao zombi i jedini moj način da preživim tada su bili joga i ples i tada sam je konačno sastavila, priznala ono što sam radila godinama. Našla sam način da isplešem svoju tugu uz odgovarajuću pesmu i tada te večeri donosim odluku da predstavim plesnu jogu, jer ako je meni pomogla pomoći će i drugima. Pesma koju sam odabrala bila je od Enigme, " Why". Govorila je baš o tome zašto ostavljamo osobe koje volimo, o toj nepoznanici za mene tako poznatoj. Svaki dan sam plesala i uz pomoć pokreta i asana pravila moj mali - veliki svet od tuge koju sam osećala. Čovek koji je jedini osetio, a da nije znao za sve, bio je moj prvi učitelj, čovek koga sam mnogo volela i poštovala, pa sam imala unutrašnju potrebu i želju da moja prva koreografija plesne joge bude sastavljena od njegovog časa koji je bio specifičan po određenim asanama i samo je trebalo da ih utkam u moju priču. To je bilo za njega, mada mu nikada nisam to rekla, kao što mu nikada nisam ni rekla za moj problem, nikada nisam umela da kažem prave stvari iako sam umela da pričam sto na sat. Jedva sam se dovukla na dodelu sertifikata i trebalo je skupiti snage da predstavim nešto novo, a nisam imala snage ni da se ispravim kako treba. Na plus 40 sam ipak odigrala vrlo zahtevnu koreografiju sa pitanjem kako će proći nešto što sam radila svake večeri u mraku moje sobe, nešto što je mene spasilo, nešto što sam skrivala godinama i uvek sam se pitala odakle mi snage u tim momentima. Ljubav je čudo i želja, trebalo je samo naći put da se to sprovede u delo. Bio je divan momenat kada sam uspela da stojim na glavi među masom ljudi, a pre toga nisam mogla ni na nogama. Bilo je to kao mogija koju mi je pružala, želeći da kroz svaku asanu otkrijem još jedan nov i divan osećaj koji je pružala. Učitelj je bio oduševljen, meni je bilo puno srce, jer iako nije znao da je to za njega, bila sam presrećna što mu se dopalo, meni je značilo. Prvi put sam tada svetu rekla šta osećam, bio je to moj načina da prikažem moje emocije, drugačije nisam umela. U pokretu i u asani se moglo pročitati mnogo više nego što sam ja ikada mogla da izgovorim. Plesna joga je bila kao magija kojom sam mogla da predstavim bol, a da pritom ne povredim nikoga, da nikome ne vidim tužno lice, već srećno i samo sam tražila tada muzičara da mu kažem da sam uspela. Telefon je bio tu, ali ne, samo sam otvorila opciju za pisanje poruka i zatvorila.

Tada na scenu stupa nova ja, koja je znala kako da za trenutak izroni iz mora tuge koje je osećala. Nisam još uvek otišla do Mr. Perfecta, trebalo mi je vremena da sve to malo prođe. Muzičar mi je nedostojao, mnogo sam patila, ali ništa se nije moglo učiniti. Tada sam odlučila da se samo posvetim jogi i da pokušam da vidim šta će biti sa Mr. Perfectom. Kao što sam i pretpostavljala, onog momenta kada je shvatio da sam ponovo na sigurnom, u njegovom životu, rekao je kako se on samo šalio. Šest meseci zvanja i svega - on se samo šalio. Bol kao da je bila svuda u meni i oko mene. Sedela sam te večeri ponovo u njegovoj kuhinji kao da se nikada ništa nije ni desilo sa muzičarem, i plakala, u tom hladnom svetu, mnogo hladnijem od muzičarevog. Rekla sam sebi da sam se vratila da pokušam da zajedno prođemo kroz to, ali jedino što sam dobila tada od Mr. Perfecta bio je bes i ništa više. Nije me puštao, ali je bio grozan a i šta sam mogla drugo očekivati. Zatvorila sam se u svoju školjku, vratila u sobu suza i sklonila slike sa muzičarem da zaboravim. Sve je bilo kao pre, kao da se nikada ništa nije ni promenilo i tada sam se posvetila poslu jer to je bio tada jedini život koji sam imala. Ponovo sam bila negde na dnu kao da nije ni postojala ona divna Nova Godina. Lako sam odlazila od ljudi i tako sam lako izgovarala reči, ali sam ih teško puštala iz srca, veoma teško. Toliko sam želela ljubav, a tako sam je odbijala, a onda sam se setila dva filma koja sam gledala u detinjstvu. Ne znam zašto sam ih zapamtila. Jedan je bio o čoveku koji je imao agorafobiju I, sećam se da sam se smejala i rekla: "Kakva budala!" Bila sam dete i bilo mi je smešno kako neko ne može da izađe napolje, ni slutila nisam kako ću ta budala biti ja. Drugi film je bio o odbegloj mladi i tu sam se dobro nasmejala, a onda sam postala i to. Trebalo je ipak da ostanem na štrumfovima, nisu za mene bile te ozbiljnije priče.

Vratila sam se ponovo na isto, u svoj usamljeni svet, muzičar je otišao na more, a ja sam ostala u sobi bez ikakve nade više za neku sreću u ljubavi i ni slutila nisam koliko će me slomiti prekid veze sa njim. Bilo je nekoliko kontakata, ali život ga je odveo na jednu, mene na drugu stranu, ali nikada nisam zaboravila sve divne večeri koje mi je pružio jer bio je to prvi put da sam se prepustila. Bilo je teško rastati se od toga i vratiti se u hladan svet. Mr. Perfecta koji je sada bio još gori. Posvetila sam se samo jogi, plesu i fitnesu i svaki moj čas mi je punio srce srećom. Otišla bih tužna na posao noseći na svojim leđima brdo loših uspomena, a vraćala se kući sa osmehom na licu. Bilo je vrlo malo ljudi koji bi bili srećni kada su odlazili na posao, a ja sam bila jedna od tih, zahvaljući mojoj knjizi o sreći. Tu sam prvi put pročitala o nesrećnim ljudima koji rade ono što ne žele i ono što im nametne okolina, bila sam prvi put ponosna na sebe, jer sam se izborila da radim ono što volim. Agorafobiju sam tada iskoristila kao pozitivnu stvar, jer imala sam nepogrešivo oko za svakoga ko bi dolazio na moj čas u psihičkom delu, a i fizički deo sam izučavala svakim danom sve više i više. Sve to, ali najvažnije je bilo da sam radila uz veliku ljubav i da sam je pružala. Nijedan moj čas nije bio za mene odrađen čas i u svakom času uvek bi postojalo nešto novo. Odlazila sam i ja na časove i kod početnika i kod veterana jer svako od njih bi pružio nešto drugačije. Od svake osobe na ovom svetu uvek se moglo naučiti, a ja sam bila gladna učenja i presrećna što sam nakon svih prethodnih godina, fizike, elektornike, ekonomiije, marketinga, novinarastva, knjigovodstva mogla da udahnem punim plućima i da učim nešto što volim i želim.

Znala sam da ne mogu da živim od joge samo na početku, ali sam ujedno volela i ostale stvari. Ono što je bilo jedino dobro od moje silne kritike prema samoj sebi je što sam sebi uvek postavljala visoke standarde za svaku oblast koju bih radila, smatrala sam da ako radim više stvari da treba da budem podjednako dobra u svemu tome. Samo što to nije bilo lako.

Dani su prolazili i sve koji su mi prilazili nakon muzičara samo sam puštala da prođu pored mene, ne znam zašto ali tako mi je bilo lakše u tim momentima i ne shvatajući koliko me i dalje veza sa Mr. Perfectom drži na dnu, ali niko me nije mogao odvojiti od njega. Empatično sam ušla u tu priču i ostala u njoj do iznemoglosti. Ne umem da opišem rečima kako sam se osećala. Igrala sam svakim danom plesnu jogu i onda se odjednom nešto preokrenulo i došlo je do izlazaka članaka o meni u novinama. Bio je to veliki preokret nakon toliko godina i čini mi se da ni sam Mr. Perfect nije toliko verovao u mene, ali jednostavno, desilo se. Moj život se ponovo promenio i činilo mi se da više nisam mogla ni sama da pohvatam šta se dešavalo u mom životu, ali plovila sam zahvaljujući yogi i vrlo dobro znala da sva ta dešavanja. Ovoliko hipersenzibilno biće je moglo da iznese samo uz pomoć nje i da sve to izbalansira. Moj život je ponovo počeo da bude samo izdržavanje iz dana u dan osim u onim momentima kada bih radila jogu. Tada sam se ponovo susrela sa čovekom koga sam videla na jednom od predavanja i za koga sam, sećam se, tada pomislila kako će mi biti veoma bitan. Tako je i bilo. Sa njim je usledila velika promena u mom životu. Pored njega ne znam gde nisam odlazila i znam samo da mi je nekada bilo toliko teško od emotivne iscrpljenosti da nisam znala kako da stojim uspravno, ali ono što je bilo čudno, asane sam divno izvodila. Nisam umela sebi to da objasnim. Dani su leteli, ja sam vežbala, radila i pokušavala i dalje da promenim odnos između mene i Mr. Perfecta, ali od toga nije bilo vajde. Vremenom sam polako počela da padam sve više i više iznutra. Nisam spavala nekada cele noći, ali bih odlazila rano ujutru na trening, kao da sebi nisam dozvoljavala da budem srećna i da više ikome pružim šansu da uđe u moj život. U hladnom i racionalnom svetu teško da sam mogla da pronađem oslonac, pa sam bežala zato jer mi se činilo da je ipak bilo bolje da budem sama, manje je bolelo. Uvek bih nalazila razlog i vremenom je za mene postalo normalno da budem sama. Ali, sve se okrenulo. Živela sam kao devojke koje sam nekada gledala čežnjivo dok mi ih je Mr. Perfect pokazivao. Jednom sam od čoveka koga mnogo volim čula rečenicu da to nije samo joga i da je potrebna dobra životna filozofija. Tu sam negde bila zaglavljena, nju kao da nisam imala, ona se svodila samo na moje strahove i senzbilnost, a nisam je mogla ni promeniti kada sam živela u svom kavezu zatvorena od drugih sa večnim znakom pitanja da li je nešto dobro. Bila sam zahvalna na sreći da se sretnem sa jogom jer jedino tu nisam postavljala pitanja da li treba ili ne i šta ako… Jedino malo što sam pokupila od životne filozofije je bio pojam nevezanosti i znala sam koliko to može da povredi i trudila sam se toliko da pokušam da primenim na sebi.

Imala sam mnogo znanja, učila sam od mnogih i znala sam vrlo dobro kako pomoći drugome, ali onda čovek polako dođe u onaj skriveni kutak kada se suoči sam sa sobom u onom najdubljom delu i gde se pogleda oči u oči sa sobom i pitanjem - da li sam želela da pomognem sebi ili su drugi za mene uvek bili mnogo jači motiv?! Rigidnost koju sam nosila bila je neverovatna i bila sam sigurna da bih se veoma dobro snašla u eri robota. Tako sam super funkcionisala, jedino što nisam mogla da izrobotizujem bile su emocije, one su uvek za mene bile jače od svega. Upisala sam i školu psihoterapije i sa svim mojim iskustvom, bilo mi je smešno. Ne zato da bih ponizila njih. Sećam se koliko su se na jednom času raspravljali šta je reč emocija i bila je velika greška ako je pogrešno definišete. Nakon čitave moje karijere s agorafobijom, pokupila sam se odatle jer činilo mi se stvarno nisam mogla da prihvatim toliko nepraktičnog dela a toliko nebitne terorije, naravno neka je bila bitna, ali pokušala sam da se vratim u moje najteže stanje i da zamislim psihoterpeuta koji me ubeđuje o pravom značenju reči emocija. Shvatila sam da za taj posao ljudi moraju biti ne jednom nego pet puta na krevetu, jer videla sam koliko je zaista njih uplašeno od svog posla, a kako su onda mogli lečiti, naravno, uvek čast izuzecima. Najlakše je bilo odigrati ulogu psihoterapeuta, ali zaista biti, mislim da je to jedna od najtežih stvari i tolika odgovornost koju ljudi olako shvataju. Nagovarala sam mog prijatelja koji je imao strah od injekcije da ode bilo gde da proba, nije imao novca pa je otišao kod državnog lekara, vratio se sa ironičnim osmehom i kutijom lekova. Tada sam htela zaista da odem i da se potučem. Moji uspesi su bili sve veći i veći, a kući bih ipak ponovo dolazila slomljena jer moja soba me je uvek podsećala na prethodne godine koje sam provela u njoj sama sa svim silnim problemima koje sam imala. Mislila sam da nikada neću izaći iz nje. Rika

Zarai je u svojoj knjizi veoma lepo objasnila da svi oni koji su govorili kako nikada nisu verovali, ni mislili o tome da će uspeti, da su lagali. Činilo mi se da se i meni to desilo to nekoliko puta. Moj tata bi, kada bi napravio neko slično delo, rekao da je to bela laž tako da sam opet imala dobru podlogu u genetici. Svako ponovno viđanje sa Mr. Perfectom me je menjalo od nove nade do novog pada kao da je gomila emocija paradirala u meni. Toliko sam žudela za zagrljajem, ali njegov strah nikako nije mogao da dozvoli da se to desi. Nekada mi se činilo da je bio kao dete i da sam ga učila da krene da zagrli. Njegova priča je bila suluda, a izgledao je tako savršeno. Na kraju sam shvatila da ovi koji su divno izgledali su u stvari bili i najluđi, ali volela sam ga. Da je trebalo da žrtvujem svoju sreću u tim momentima mislim da bih to uradila kao što sam već bila i uradila ali pomoći nije bilo jednostavno ništa se nije menjalo. On kao da je odavno odlučio umesto mene, ja sam bila samo neko zboga koga je na sekund ili minut pokušao da promeni svoj život i da se odupre svom strahu. Nastavila sam sa svojim vežbanjem i posvetila se samo svom poslu, nisam mogla i nisam želela da se žalim nikada jer sam uvek mogla da se setim kako je bilo pre, kako je bilo nekada iako je iznutra bilo previše rana. I dalje sam imala onaj isti osmeh na usnama, i dalje sam se trudila da sakrijem svoju tugu sve do onog momenta kada bi trebalo da zaplovim u određenu asanu. To je bio moj jedini način prihvatanja i prepuštanja, nešto što mi je davalo snagu samopotvrdnost i volju za dalje. Nije bilo tako davno kada sam sedela zatvorena u mojoj sobi bez nemogućnosti da izađem napolje, a sada sam bila neko sasvim drugi. Kao da nisam mogla da pomirim te dve osobe ili sam uz pomoć joge samo probudila ono što je oduvek bilo u meni. Radila sam za kompanije, davala savete u novinama, moj život je postao drugačiji, a ono što sam najviše volela bio je taj osećaj da mogu da pomognem nekome za koga bih primetila da je nekim većim delom ili mrvicom možda pluta u noćnoj mori koju sam ja sanjala. Tetka mi je rekla da ima prijateljicu koja još uvek ne izlazi iz kuće i koja je našla sigurnost uz nekoga, ali to je tako strašno - živeti i biti zavistan od drugog, prepušten drugima. Ono što je zaista najgore jeste što niko ne veruje u agorafobiju, niko je ne razume, nikome ne možeš da objasniš šta se dešava, niko ne veruje ko je nije imao. Kada sam radila sa Mlađom ispričala sam mu zanimljivu stvar kako sam šetala Knez Mihailovom ulicom i kako sam odjednom počela da osećam nelagodnost i napad panike se najavljivao i baš je bilo teško taj put. Samo sam gledala te prolaznike koji bezbrižno šetaju i osećala sam se bespomoćnom, a onda u jednom momentu sam rekla sebi: ”Ma, ja ne želim da se žalim, ja sam posebna, niko ne može da oseti ovo što ja sada osećam!” To je bilo toliko neverovatno da sam počela da hodam kao na pisti i s ponosom prikazivala moj napad panike i odjednom on je nestao. Bila sam u šoku, okrenula sam se levo desno, pipala srce, puls, pokušala da udahnem vazduh, nisam se ni gušila. Smanjila sam toliko intenziitet napada sa prihvatanjem i sa jednom magičnom reči da sam posebna što ga imam, postavila sam sebe u ulogu srećnice, a ne paćenice i intenzitet se smanjio i ja sam normalno došla do kuće. Druga stvar koju sam radila jeste smejanje! E, tu sam jednom želela da pomognem i pisala na nekom forumu za agorafobiju - kako god se pojavi napad, treba se samo smejati i izbacili su me u roku od dve minute sa tog foruma, mislili su da sam neko ko je došao da se zeza sa tugom ali moji napadi su bili toliko teški da ako sam ja uspela da se nasmejem znala sam da će moći svako sa lakšim ili bar pokušati oni sa težim napadima. Smeh je je jedino mogao da obezvredi napad panike. Svako obezvređvanje iracionalnog straha je jačalo kontrolne funkcije i on bi nestajao, a zato je bio najpogodniji smeh, ali to je bilo i najteže - nasmejati se kada vam je sve crno u životu.

Treća varijanta koju sam isprobala nakon mog susretanja sa jogom je kada sam jednom htela da bapnem u nesvest u gužvi u redu u Pošti, ja sam samo ušla u Vrikshasana poziciju koju možete uraditi, a da svi ne pomisle da ste odlepili i usmerila pažnju na disanje. "Oduvala! sam napad u roku od tri sekunde i naravno otrčala kod Mlađe da mu ispričam novu metodu koju sam već probala samo za sebe nekoliko puta. Joga mi je dala ono što nikada nisam mogla da pronađem, put da se izborim sa željama kao i mogućnost da predstavljam pozicije pred drugima. Tada sam imala predivan performans koji sam odigrala bez straha i nakon toga sam samo uštinula samu sebe da se uverim da li sam zaisto to ja uradila.„Samo vežbaj i sve će doći!" Tako je i bilo sa mnom, prolazila sam kroz mnoge faze, mnoge padove, ali na kraju bih uspela. Kada bih rekla da je bilo lako, opet bih slagala a to ne smem iako imam genetsku predispoziciju za bele laži i ako zbog toga može donekle da mi bude oprošteno. Svaka moja nova asana kao da je razbijala po neku blokadu u meni, kao da je rušila uvek po neku barijeru. Na mojim časovima nisam odustajala od takoreći teških asana, jer smatrala sam da je svaka asana napravljena za svakoga, a ne samo za instrukore joge, jer svaka asana je pružala jedan nov neopsiv osećaj kao da je to bio jedan nov čudesan svet za mene koji bih otkrila. Naravno većina na ljude u jogi gledaju kao na "odlepitise" i zbog toga sam krenula da je "promovišem" na jedan moderniji način. Nisam odustajala od principa i pravila, ali htela sam da prikažem jednu zaista moćnu tehniku za bolji život. Moj drug karatista mi je jednom rekao: "E, super si ti i sve, samo ta joga, šta će ti to?" Nikada nisam želela da ubeđujem ljude u suprotno, a onda je jednog dana gledao moj snimak plesne joge i sav usplahiren rekao: "Šta je to? Kako je lepo!" Rekla sam mu da je to joga, bio je samo potreban način kako ćeš ti želeti da je vidiš. Dani su prolazili, ja sam bila samo u poslu, ništa se drugo se nije dešavalo, a nije ni moglo jer po mom starom šablonu nikome nisam ni dala da mi priđe. Muzičar nikada nije zaboravio moj rođendan i svake godine mi ga je čestitao, a ja sam živela i dalje u svom svetu tuge povremeno viđajući Mr. Perfecta. Tada sam prvi put naučila da neki ljudi ne žele da se vratite u njihov život zato što vas vole, već zbog ega.

Povremeno mi se činilo da ću uvek ostati tako sama i da nikada više neću moći da budem sa nekim, jer kao da nisam ni znala kako izgleda biti u normalnoj vezi i veoma sam se plašila toga. Ali, uvek sam ponavljala sebi da je mnogo bolje nego što je bilo i bila sam prezahvalna zbog toga. Trudila sam se da ne izgubim ljubav u sebi i da ne utonem u mrak i sivilo svog bola koji sam prošla. Možda bi bilo lakše da je bilo kasnije, da se nije desilo dok sam bila tako mlada, ali to je što je bilo tada. Njega sa kojim sam odrasla sretala sam često i znam da se, kao i mnogi, pitao zašto sam jos uvek sama. Bila sam sama i svakim danom tražila neki novi put za neko moje sutra bez napada. Agorafobija mi je oduzela to da se družim u najlepšim godinama pa i nisam mnogo pričala sa ljudima. Došla bih na trening, završila ga i otrčala kući. U meni je još uvek bila utkana moja davno urezana činjenica da sa mnom nešto nije u redu. Niko ne bi poverovao kroz šta sam prolazila u određenim momentima i na časovima, ali sve to prođe, počevši od dana kada sam se vratila plesu i kada sam igrala dok mi se cela sala okretala zbog napada. Tada je došao momenat i medijski sam prvi put predstavila plesnu jogu i prvi put sam bila, kao što bi moja mama rekla, sa mislima da me baš briga šta će ko da misli jer joga je meni zaista pomogla i to je bila moja priča i ako pomogne jednom od hiljadu ja ću biti srećna i zadovoljna. U svetu joge su postojale mnoge vrste, bežala sam od onih ograničenih i koje su bili veoma suženog mišljenja. Ježila sam se i od onih koji su se čvrsto držali za određene tehnike i koji se me pitali kome pripadam, kom sistemu, centru.

A onda sam jednom naltela na vid joge meni veoma interesantan i htela sam da vidim kako to izgleda, nešto me je privlačilo ka tome i od svih ljudi koje sam viđala i upoznavala uvek sam se vraćala na istog instruktora. To sam prvi put videla mnogo davno i kao da sam se uvek ponovo vraćala tome.

I taman kada sam pomislila da je sve malo bolje, rešavajući neke papire za kuću, saznala sam da sve što je trebalo da bude na nama, nije jer je napravljena greška i da nemamo maltene ništa. Samo što se nisam srušila. Oduvek sam sanjala da imam svoj klub i to što mi je ostalo od bake i njenog muža, koji je meni bio kao deda, trebalo je da završim papirološki, da prodam i otvorim svoj klub, međutim u tom momentu je ispalo da ni soba u kojoj sam provela moje divne dane sa agorafobijom nije bila moja. To me je ubilo, ponovo nisam mogla da verujem šta se događa. U tim trenucima zaista treba biti jogi i otići za sat vremena da održis čas sa osmehom i mirom na licu. Ne znam koliko sam uspela to da uradim, ali sam otišla, izgledala sam kao senka, ali i dalje sa tupavim osmehom na licu. Bio je to krajnji slom u meni i jednostvano više kao da nisam imala snage da se izborim sa tim. Hodala sam kao zombi ulicama pitajući se šta sada. Otišla sam sledećeg dana u Palatu pravde i sedela na stepenicama kada je stigla poruka od Mr. Perfecta. Pomislila sam: "Bar nešto lepo, možda, možda mi šalje nešto lepo". Ali kada sam otvorila poruku u njoj je pisalo kako bi bilo bolje da se odovojimo i da ja pronađem svoj život (jedna od njegovih klasičnih poruka nakon kojih bi se vraćao) i na kraju je napisao ZBOGOM. Plakala sam kao kiša ispred Palate pravde i bila sam besna na sve. Na roditelje, na njega, a najviše na sebe. Uvek mi se činilo da sam ja tu mogla nešto više da uradim i tada sam samo razmišljala kako ću i šta ću, da li je sada zaista gotovo sa mojim snovima, da li ću imati sobu… Ma, sve se srušilo. Rekla sam sebi da ću ipak raditi ono što znam, a to je bila joga i pokušati da nastavim dalje. Nekada mi se činilo kao da kad bih imala samo jedan momenat topline, da bih lakše podnela neke stvari, ali nije ga bilo unutar mene. Bili su to samo udarci i snažan bol i tuga. A onda sam ponovo ustala i rešila da se izborim mislima jer to je bilo jedino što sam znala da radim, nisam znala kako da živim normalno ali sam znala šta treba uraditi u tim situacijama I, uz pomoć, uspela sam da nađem način i da osiguram barem moju sobu za agorafobiju, ostalo smo završavali kasnije. Mr. Perfect je od tog momenta nestao u mojim očima, ali i vratio se sa novom prijateljskom pričom, ali kod mene je stanje ovog put bilo promenjeno. On zaista ništa nije ni učinio za mene osim što mi je pružio bes a to je koliko god bilo čudno bio moj motiv da se izborim. Kada se osvrnem, to je možda i bilo najvažnije i uvek ću mu biti beskrajno zahvalna na tome, ali jednostavno, nakon tog momenta i te poruke shvatila sam da on nikada, pored svih problema koje sam imala, nikada nije brinuo o mojim osećanjima, on nikada nije brinuo o meni i nakon toliko godina, toliko povreda, toliko bola rešila sam da u mom srcu odem od nečega što nikada i nije bilo moje, što nikada nije ni postojalo, od nečega iracionalnog, ali možda od priče koja je takođe uticala na promenu mog života i ma koliko bola prošlo kroz nju uvek ću biti zahvalna na njoj. Jednom mi je rekao da pored njega niko ne može biti srećan. Ja ne znam da li sam bila srećna u momentima sa njim ali ću uvek biti srećna što sam ga upoznala. Taj slom sa kućom i moj bol i njegova poruka su, čini mi se, presudile da odem iz te priče ili bar da pokušam, nikada nisam želela da ga ostavim zbog toga. Sada shvatam koliko je sve moglo biti jednostavnije, ali u tim momentima jedino je to bilo moguće.

i njegova poruka su, čini mi se, presudile da odem iz te priče ili bar da pokušam, nikada nisam želela da ga ostavim zbog toga. Sada shvatam koliko je sve moglo biti jednostavnije, ali u tim momentima jedino je to bilo moguće.

X

BUĐENJE U ITALIJI

Kada se situacija malo smirila, ponovo sam se vratila mojim snimcima tog instruktora, te za mene predivne joge i dobila veliku želju da otputujem u tu zemlju i da ga upoznam, ali onda sam se setila da je moje poslednje udaljavanje od kuće bio Zlatibor i to u pratnji mame i tetke a sada ako bih želela, trebalo je da otputujem sama i da sama pornađem tog čoveka. Mlađa mi je pružio podršku i rekao da ja to mogu, a ja sam se iskreno skamenila. Možda bih mogla ako bih njega povela sa mnom, ali nešto mi nije dalo mira i želela sam da odem. Čini mi se kao da sebi nisam davala oduška, ranije sam mislila da bi bilo super samo da mogu da odem na trening i da se vratim, a sada kao da sam želela da idem da ostvarujem svoje snove. Ne mogu opisati kakav je strah tada postojao u meni i opet smo bili jedan na jedan - moja želja da se edukujem i strah, opet je bila borba. Razmišljala sam da ako ostanem nikada neću oprostiti sebi, a opet šta ću ako mi pozli u stranoj zemlji bez igde ikoga, kako ću sama. Da povedem mamu bilo je nemoguće jer nam je trebalo mnogo novca, a cena časova je bila preskupa. Pored svih racionalnih problema koje sam imala da bih otputovala trebalo je rešiti i sve one koji su postojali u mojoj glavi tada, a bilo ih je mnogo. Nisam spavala noćima izbezumljena od straha. Bila je to opet jedna od onih stvari za koju ste samo vi odgovorni, a ja sam ih baš mrzela. Bilo bi baš super da je neko to mogao da odluči umesto mene, ali ne, isto kao sa mojim napadom panike - samo sam ja mogla da odlučim hoću li se boriti ili ne, niko drugi.

Ponovo sam dobila želju da se zatvorim u ormar i da sedim, ali zbog joge nisam smela to da uradim. Ostala sam samo ja na svom otvorenom prostoru o kome sam nekada razmišljala - koja bi se budala plašila otvorenog prostora - da se ponovo suočim sama sa sobom i sa svojim strahom. Nekada sam mislila - kako neki ljudi žive tako prosto, šta je sa mnom?! Ali ne, i pored moje agorafobije, ja sam ipak bila D' Artanjonova kći sa tatom koji je uvek bio u čudu - zašto se neka sijalica kada on ide u šetnju upali baš kada on kraj nje prođe. Moj tata je stvarno bio kul lik.

Ti dani su mi bili najteži, ali sam stisnula zube i odlučila da odem. Moj brat je kontaktirao tog čoveka i ja sam bila presrećna što ću otići. Italijanski nisam znala da beknem, a engleski sam poslednji put koristila kada sam htela nešto da iskarikiram jer sam sa agorafobijom mogla da putujem jedino do meseca i nazad, nikako u ove nama bliske države, a kamoli one dalje. A onda smo došli do aviona – agorafobičar i avion, to jednostavno nije išlo! Taman kada sam mislila da ću Italiju da "završim" autobusom, javio se učitelj koga sam obožavala i rekao da se održava divan seminar isto u Italiji, ali u drugom gradu. Bila sam skamenjena jer je to značilo da je nemoguće toliki put prevaliti autobusom, a kada već otputujem tamo, glupo bi bilo da ne odem na drugi seminar. I tako sam ja, uz podršku moje mame, rešila da to spojim i odem na oba. Toliko sam bila istraumirana da sam plakala danima, to su opet bile tako obične stvari. Za ideju odlaska u Rim prvi put, sama, mnogi su mi rekli da se ne bi usudili, nebitno što nisu imali agorafobiju, ali ja sam bila hrabri agorafobičar koji je želeo da pokuša. Svaki dan sam vežbala i spremala se i mislim da je ono najgore kod straha što nije teško to sučavanje već razmišljanje pre o tome, mada neko je reagovao i posle. Bila sam kod moje divne prijateljice na čaju kada mi je ona u jednom trenutku pokazala divne minđuše koje je sama napravila i rekla da mi je to za sreću i da one donose ljubav. Pomislila sam kako sam ja nerešiv slučaj i kako meni nema pomoći, ali sam ih ipak grčevito stegla pazeći da ih slučajno ne izgubim. Došao je dan mog polaska, odlučila sam da idem do Firence autobusom, a zatim vozom do Rima, a da se u povratku se vratim avionom. Uvek sam sa mojom agorafobijom kalkulisala gde imam manji i veći strah. Bila sam izgubljena od straha pre nego što sam krenula i još gora mi je bila činjenica što se svi ostali neagorafobični ljudi zgražavali što idem sama, ali kod mene je sve izgleda išlo u neku krajnost. Pre toga sam kontaktirala čoveka kod koga je trebalo da idem na časove i tražila hotel blizu te škole. Bila su dva u ponudi, jedan koji mi se dopao i drugi koji nije, i taman kada sam rešila da preko bookinga obavim rezervaciju, pisalo je da je taj hotel upravo rezervisan. Htela sam da svisnem jer ovaj drugi hotel me je plašio i nije bilo nijednog komentara o njemu, ali to je bilo jedino što mi je preostalo. Toliko sam buljila u kartu Rima da sam, mislim, naučila napamet gde se šta nalazi. Tetka se rasplakala na stanici, a ja sam imala sreću u startu jer sam upoznala divnu devojku koja je sedela do mene u autobusu. Ona je živela u Italiji i dala mi je mnogo korisnih saveta. Put do Firence autobusom je bio dug, ali sam bila srećna, jer napada nije bilo, a i vreme mi je prolazilo u pričanju sa njom. Stigla sam u Firencu u šest ujutru izgubljena i preumorna sa ogromnim koferom za 20 dana i mislila sam samo kako bih se skljokala dole. Na stanici nas je čekao njen muž i zahvaljujući tim divnim ljudima sam uskoro bila u vozu u meni nepoznatoj zemlji. Buljila sam u one automate i trebalo mi je vremena da ukapiram kako sve to funkncioniše i onda se od umora u vozu javila prva kriza, bila sam preumorna i samo sam mislila kako ću da se "patosiram". Pokušavala sam da odvratim pažnju, jer nisam smela da zaspim. Kada sam stigla u Rim, mislim da nisam za sebe rekla da sam luda za vreme mojih najintezivnijih napada, ali u tom momentu zaista to jesam bila jer nisam uzela taksi, već sam sa ogromnim koferom i pet stvari krenula sama da tražim moj hotel prevozom. Ne znam šta mi se desilo, ali mislim da je to bilo zbog toga jer su me mama i brat prethodno veče zezali jer ja nisam htela da uplatim neku rezervaciju za hotel. Nekada sam bila kao dete. Ušla sam u autobus i turisti ispred mene su pokušali da upitaju vozača gde da siđu kod Vile Borghjese. To je bilo nešto slično našoj Botaničkoj bašti u delu Rima u kome je trebalo da odsednem. Vozač je samo zalupio vratanca od kabine i žustro zatvorio prozor a mi smo ostali zabezeknuti. Sela sam i prepustila se sudbini jer nakon toliko sati putovanja više nisam znala ni ko sam, a onda se valjda smilovao, otvorio prozor i rekao nam. Da nije to uradio, mislim da bih se dugo vozila ulicama Rima. Rim je od prvog susreta, nevezano za moj umor, u meni probudio predivne emocije. Bio je to kao grad iz moje bajke. Imao je dušu i bio je poseban i dok sam razmišljala o tome stigli smo do moje stanice, a ja sam se prevarila i pogrešno rekla, moj hotel je bio još jedna stanica napred. A onda sam se okrenula i videla ogroman park kao iz mojih bajki i znala sam, po karti koju sam naučila napamet, da sam na pravom putu. Vila Borghjese. Vukla sam ulicama Rima moje torbe i kada sam već mislila da je "finito", ugledala sam ime mog hotela i psa koji je sedeo ispred. Iako sam se plašila tog hotela, taj pas mi je bio jedna topla dobrodošlica. Sačekala me je Miquel, devojka iz Belgije, koja je radila tu i odvela me do sobe i taman kada sam mislila da se odmorim shvatila sam da moj roming ne radi i da moram da pronadjem način da se javim mojima. Izašla sam iz sobe i htela da kupim italijansku karticu, ali došla sam u periodu kada je sve bilo zatvoreno. Videla sam dečka koji je sedeo u kancelariji i on mi je objasnio gde da idem, ali i to je bilo zatvoreno. Nakon toga sam se ponovo vratila u hotel i naišla na vlasnicu hotela koja mi je pomogla da pronađem novo mesto za kupovinu kartice. Jedino što sam pronala lutajući preumorna po Rimu, bila je neka kartica sa kodovima za Evropu, ali sa njom sam mogla da zovem samo iz hotela. Bili su to moji poslednji trzaji snage i pomislila sam - bolje išta nego ništa. Vratila sam se u hotel, javila se mojima i otišla u sobu. Sela sam na krevet i rekla sebi: "Stigla sam!" Prvi put sam osetila takav strah jer bila sam sama u nepoznatom gradu i zapitah se šta mi je sve to trebalo. Htela sam da išamaram samu sebe što sam jedan nenormalni agorafobičar, ali jedino što sam uspela bilo je da se spustim na krevet i zaspim. Spavala sam čitav dan i noć da bih se probudila narednog dana ujutru u sedam I, kada sam otvorila oči, prvo što sam pomislila bilo je: "Gde sam?" Pogledala sam u mobilni, i dalje nije radio i imala sam samo dva izbora, da krenem da plačem kao što sam najiskrenije želela ili da ustanem i da se izborim sa svim što me je čekalo. Istuširala sam se, obukla moju crvenu haljinicu na tufne i tada sam ugledala u mom novčaniku minđuše i setila se reči moje drugarice: "One su sreća. Donose ljubav!" Stavila sam te minđuše u obliku prasića i bila smešna samoj sebi, a onda sam se kao jedna naša TV voditeljka, pogledala u ogledalo i rekla: "Uspećeš". Krenula sam na doručak i ponela rokovnik da pogledam raspored časova u školi i da se javim čoveku kod koga je trebalo da idem. Stajala sam na recepciji kada sam sam čula vrata lifta i odjednom sam osetila nečiji pogled. Prosto, morala sam da se okrenem I, blamara kakva sam bila oduvek, zbunjena ispred sebe sam videla nekog mladića. Pomislila da je to onaj dečko od juče i rekla: "Ćao!", dok je on i dalje zabezeknuto gledao u mene, a onda sam shvatila da sam se stvarno izblamirala. U hotelu je radilo mnogo Filipinaca i ja sam pomislila, mada nije igledao tako, da možda radi u hotelu, pa sam prošla pored njega, pozdravila ga i otišla u salu za doručak. 'Ajde što sam bila blamara za to, ali oduvek sam bila glupava za one aparate za čaj i kafu, i dok sam stajala i blenula kako to funkcioniše, on je prišao i rekao kako će mi on sipati čaj. Ok, pomislila sam i tada bila sigurna da ipak radi za taj hotel, ali ono što je bilo čudno jeste što je on i dalje samo gledao u mene. Sela sam za sto, a onda ponovo videla njega kako je seo da doručkuje za sto nasuprot mom i pitao me je li dosadan dok je jeo kroasan i pio ekspreso i dalje čudno gledajući u mene. Započeli smo priču dok sam ja gledala u raspored i shvatila da prvi čas imam u pet i da sam imala čitav dan Slobodan, kada je on rekao da, ako želim, pokazaće mi Rim. Pogledala sam ga malo uplašeno i on je to primetio, pa je rekao da je vlasnik hotela njegova mama i da ne brinem. Sada bi moj drug sponozrski nastrojen rekao da čim sam čula to da mi je laknulo, ali sam pomislila: "Pa, ipak sam upoznala ljude u hotelu i njegovu majku, valjda će sve biti dobro". Pristala sam, rekao je da za pet minuta dolazi po mene. Pokucao je na vrata moje sobe i šokirah se kada sam izašla i videla da on ispred hotela stoji sa dve bicikle pred mojim vratima. Au, pomislila sam, pa ne misli valjda ovaj da idemo biciklom kroz Rim. Ja jesam sportski nastrojena, ali bicikl nisam vozila, ne pamtim. "Sada kada sednem na bicikl i patosiram se dole na sred Rima biće mi sve ok", pomislila sam. On je krenuo, osetila sam kako se pedale okreću malo teže, ali pomislila sam, možda je to tako u Rimu. Život je čudo, odjednom sam osetila slobodu u Rimu u kome je saobraćaj bio nemoguć i takav osećaj sreće koji ne pamtim da sam imala. On je išao ispred, a ja za njim i samo sam zamišljala da mogu da me vide mama i Mlađa kako sva nasmejana moj prvi dan u Rimu provodim na bicikli. Znao je da sam fitnes i joga instrukor i da plešem i čini mi se da je zbog toga ubrzao tempo vožnje a ni ja se nisam dala i jedino što me je bunilo i dalje bilo je to što se njegove pedale mnogo lakše okreću. Pokazivao mi je sve bitno i imala sam pravog vodiča i baš sam uživala u čitavoj toj priči kada sam videla da on i dalje samo zuri u mene. Obišli smo čitav Rim i ja sam se samo pitala kako ću posle ovoga da se predstavim na času joge s obzirom da smo sve vreme proveli vozeći bicikl bez pauze. A onda sam primetila da ide uz neke uzbrdice i nizbrdice i bilo mi je toliko teško da to izguram ali sam mislila: "Nećeš ti meni, ako možeš ti mogu i ja", da bi se on okrenuo u jednom momentu i rekao: "Ti si neverovatna. Odustaješ li ti nekada?" Pogledala sam ga začuđeno kada sam shvatila da mi je namerno uvalio teži bicikl da bi sav raznežen rekao: "Ti nisi kao druge, nisi ni jednom zakukala". "O ne", pomislila sam, "evo ga još jedan koji misli da sam žena zmaj!" Meni je dugo trebalo da ukapiram da se nekome dopadam, pa se mučenik borio da to pokaže i na kraju mi je rekao da je sve ovo što smo videli mnogo lepše noću i da, ako želim, možemo uveče da odemo da pogledamo posle časova. Ne znam da li je to bio uticaj Rima ili sam bila izmučena od vožnje bicikle ali sam pristala.

Susret sa učiteljem bio je divan, međutim, kada je otvorio vrata studija, videla sam čoveka koji nije mogao normalno da se spusti niz stepenice i bila sam šokirana jer sam gledala šta sve on radi i koje predivne pozicije. Kada sam se čula sa bratom, on me je pitao kako je moguće da nisam primetila na slikama kako sedi u kolicima, ali ne, ja zaista nisam. Doživeo je saobraćajnu nesreću i nakon toga je bio vezan za kolica, rekli su mu da više neće moći da hoda i sećam se da mi je on rekao da ih je samo pitao: "Ali, kako ću? Ja sam instrukor joge, to je moj posao! Kako ću i šta ću?!" Nasuprot dijagnozama, uspeo je i radio je sve isto kao nekada. On je zaista bio Grande, kako bi rekli u Italiji i nisam znala za to, ali sam nekim svojim instinktom odabrala njega. Upijala sam na časovima svaku asanu i uživala u nekoj novoj priči, upoznala mnogo divnih ljudi i da, bila sam zaista srećna sa minđušama u obliku praseta na ušima. Marko me je čekao uveče i ja sam blistala tog dana i te večeri. Između mene i njega kao da su se za tili čas javila osećanja ili nešto sasvim drugačije i tada sam pomislila - mora da deluju ove minđuše, jer samo pet minuta nakon što sam ih stavila sam upoznala njega. Naš odnos nije prelazio granicu prijateljstva jer čini mi se da smo oboje bili pre-emotivni i nedovoljno hrabri da se upustimo u osećanja na daljinu i svakim danom smo samo sebi ponavljali da smo prijatelji kao da smo želelli da ubedimo sami sebe u to, ali se ipak nismo razdvajali. Marko je brinuo o meni u Rimu i činio da svaki moj dan bude nezaboravan i svi koji su nas gledali mislili su da smo ludo zaljubljeni, ali možda to i jesmo bili, ali ništa više ništa od prijateljstva nije bilo. Moja prijateljica je prokomentarisala gde uvek pronađem takve budale i da, ako ja nisam normalna, kako je moguće da uvek naletim na takve likove. Marko je bio predivan ali hipersenzibilan muškarac i kada smo jednu noć ostali duže budni, njegov imunitet je već bio umanjen. Pitala sam se kada ću ja već jednom moći da pronađem muškaraca gde ću konačno moći da se istaknem kao agorafobičar. Sedeli smo u hotelu i gledali ogromnu kartu Evrope zaleđeni i čini mi se da smo oboje buljili samo u jednu tačku tj. razdaljinu između Beograda i Rima. To i nije bilo tako strašno, ali u tom momentu za mene, sa još uvek prisutnim razmišljanjima o fobiji i njemu koji nije mogao da podnese odvajanje, ta priča je bila nemoguća. Rekao je idemo kao da je želeo da prekine agoniju jer je znao da uskoro odlazim i odveo me na neko predivno mesto odakle smo mogli vidimo čitav Rim. Bila je noć i dok smo kao telad blenuli u daljinu tog predivnog grada, Rim me je kupio za sva vremena. Kao u horor filmovima nekoliko kapljica kiše se pretvorilo u grmljavinu i pljusak. Stajali smo nepomično jedno naspram drugog potpuno mokri i znam, kada sam pričala drugarici, da je ona rekla: "Izem ti muškarca da ništa nije uradio u tom momentu!", i nije, osim što je sledećeg jutra kada se pojavio na vratima moje sobe, noseći činiju punu voća, i dobio temperaturu. Ponavljao je kao papagaj da mi živimo daleko jedno od drugog. Ponavljala sam sama sebi da sam ja došla ovde zbog joge i uživala sam u tim časovima na koje sam išla i bila srećna jer sam uspela da "pohvatam" sve, ali u mojim grudima se javila tuga od mojih nesrećnih priča sa uvek nekim iracionalnim razlogom da budem nesrećna u ljubavi. Tog dana smo na času radili tehniku gde je trebalo da se gledamo dugo u oči dok jedno od nas dvoje sa kojim smo to radili ne krene da plače. Ja sam to radila sa nekim divnim čovekom, emotivnim muzičarem, rekli su nam da tako možemo videti mnogo toga i seli smo jedno naspram drugog i krenuli. Nije bilo lako ostati i ne treptati i gledati jedno drugo u oči, ali meni u tom momentu kao da se probudila sva bol a ujedno i snaga i sve ono što je bilo unutar mene za sve ove godine. Čovek koji je radio sa mnom je odjednom počeo da plače kao malo dete na sav glas. Bila sam izbezumljena, nisam mogla da verujem, mada ko zna šta je mogao da vidi i oseti u meni, osim prevelikog bola i tuge. I da zlo bude veće, kada se to desilo ja sam počela da se smejem i ja i ostali, jer prosto je bilo nemoguće kako se taj čovek rasplakao. Naravno nije se naljutio na nas ali ja nisam mogla da verujem u to. Kada sam se vratila u hotel i ispričala Marku, on je počeo da plače od smeha i pitao me da li sam se zaista smejala tom čoveku. Bilo me je sramota, ali ja nikada nisam videla da neko tako neobično plače, kao u crtanom filmu. U školi sam se dogovorila da ako želim da mogu da završim to i bila sam presrećna. Sve je bilo lepo, samo polako se približavao moj odlazak. Bila sam tako tužna. Marko i ja smo sedeli opet i gledali u kartu Evrope i došlo mi je da je pocepam u momentu, oboje smo se plašili da se rastanemo i da prekinemo nešto što nikada nije ni počelo. Otišli smo taj dan u neku galeriji i kao deca jurili se po njoj, umalo nas nisu uhapsili. Smejali smo se slikama jer su prikazivale ljude kao iz horor filmova i sama galerija je bila čudna (krug u kome smo stajali je bio okružen tim slikama). Vrteli smo se tu i smejali. Bili smo veoma srećni zajedno i svi su nas posmatrali misleći da smo par i bilo je predivno, a onda te večeri, dan pred odlazak, smo sedeli ponovo ispred karte Evrope i taj trenutak je bio toliko jak, toliko snažan i taman kada smo oboje čini mi se pomislili da nije bitna ni karta Evrope ni ništa, i taman kada je sve obećavalo da će se ipak desiti nešto, htela sam da namestim kosu i moja minđuša je pala. Bila je prekinuta, i samo sam pomislila, je l' ovo značilo da je gotovo. I bilo je. Odjednom smo sedeli daleko jedno od drugog i opet gledali u tu razdaljinu između Beograda i Rima. Vratile su se misli o Mr. Perfectu, o mojoj budućnosti i prošlosti. Rekao mi je: "Dođi, spremio sam ti nešto!", i odveo me na vrh hotela sa predivnim stolom za dvoje odakle sam mogla videti sve. Nisam se plašila ni otvorenog prostora, ni napada, jedino čega sam se plašila tog momenta bilo je da ponovo izgubim nešto što je podsećalo na ljubav. I izgubila sam. Vratila sam se u moju sobu i gledala Fondente čokoladu koju sam kupila da ponesem u Beograd. Rekli su mi da je dobra za raspoloženje. Raspoloženje? Počela sam da plačem tako jako i ujedno sam jela tu čokoladu. Bila sam tako tužna. Pre nego što sam došla u Rim gledala sam veliku knjigu o toj vrsti joge koju sam želela da kupim i sada sam barem nju imala, zagrlila sam je kao dete i plakala, plakala toliko. Znala sam da ne treba da budem vezana ni za šta, ali jedino što mi je uvek bilo tu i vodilo dalje bila je joga. Zaspala sam sa knjigom u rukama. Tog dana je trebalo da se oprostim sa svima jer sledećeg dana sam putovala. Otišla sam u školu i zagrlila tog divnog čoveka i njegovu ženu, zahvalna na svemu što su mi pružili. Pozdravili smo se sa obećanjem da ću doći ponovo. Bilo je divno i bila sam srećna što sam ipak bila hrabra da dođem i zahvalna Marku što me nijednog momenta nije ostavio samu.

Taj dan smo otišli u Vilu Borghjese, za mene najčarobnije mesto na svetu, mesto gde smo prvi put došli pored jezera sa biciklama, a taj dan smo vežbali tu, toliko izgubljeni jer smo znali da je sutra dan za rastajanje. Kada smo se vraćali, sreli smo njegovu majku sa prijateljicom i ja sam se sakrila iza njega misleći da sam ja ipak samo neki prolazni lik, a on me je predstavio svima i bila sam stvarno zbunjena. Tu noć smo sedeli na prelepom trgu u Rimu i pričali o svemu, samo ne o sutrašnjem danu. To je bilo strašno. Pokušala sam da zakačim moju minđušu. Došlo mi je da kupim lemilicu da je zalemim. Ta noć je bila duga za mene, ali nisam beknula. Ujutru je došao i nije bio dobro kada je otvorio vrata, imao je neku vrstu groznice, uplašila sam se a on je rekao da nije ništa. Rekao je samo pošto sam putovala za Milano dalje da mora da mi obezbedi prevoz i hranu i da mi nađe brojeve telefone taksija tamo. Plakala sam unutar mene kao kiša. "Zašto?", pitala sam se, "zašto je morala da se otkine, mora da je postojao razlog". Otišli smo u super- market, ja nikada nisam nešto posebno jela u putu kao moja mama i tetka, ali kupila sam neku kremu koju sam volela, kifle i jabuke, tj. on je brinuo šta ću imati u toku puta. Kupili smo tog zadnjeg dana italijansku karticu i dok on nije mogao to da govori, ja sam opet bila budala i dobijala napade, ali ovoga puta smeha. Bio je to dobar način odbrane za mene a samo da me je mogao videti u mojoj sobi sa mnoštvo suza prolivenih na mojoj Fondente čokoladi. Išli smo ka hotelu kada sam ja rekla kako je danas divan dan, pogledao me je samo u čudu. Ni sama nisam znala zašto sam trabunjala takve stvari, iznutra sam htela da svisnem od bola. Ali, kao da mi je bilo dosta mog straha, moje nesigurnosti. Svi su bili tužni u hotelu jer svi su bili navikli na nas tih dana, prošla sam pored moje škole i poželela da dođem ponovo. Bilo je vreme da krenemo na stanicu. Dok sam bila u Rimu, stalno smo gledali autobus koje se zvao Open tour in Roma koji je vozio ljude da obilaze Rim, ali niko nije imao takvog vodiča kao ja. Doduše, od svega što se dešavalo, ja nisam mogla da se setim ni kako je izgledao Koloseum. Kupila sam mu simoboličnu igračku i tri razglednice, jedna je predstavljala fontanu Di Trevi koja je bila moja najomiljenija, drugu koja je bila njegova omiljena fontana i treću sa prepoznatljivom česmom iz Rima jer me je on učio da pijem vodu na Rimski način. Trebalo je jednim prstom zatvoriti rupicu na česmi i onda bi voda izgledala kao Fontana i trebalo je nekako taj mlaz da uhvatim. Uživala sam u tome, mada prvi put sam bila sva mokra. Posle sam uspela i bio je predivan osećaj. Da me je Mr. Perfect video kako pijem tako vodu na sred ulice, mislim da bi me pridavio ali meni je prijala ta sloboda koju sam imala sa Markom. Izneli smo stvari iz hotela i krenuli. Svi su nas gledali u hotelu tako tužno, pa i njegova mama. Otišli smo i dok je vozio ka stanici, ćutao je i onda sam shvatila da mi je ostala jedna minđuša, ne moja za sreću, ispod kreveta nego da sam ostavila drugu i tako sam kao Pepeljuga u dvanaest popodne odlazila. Došli smo na stanicu, a on je bio kao zamrznut. Ćutao je i onda sam se pitala zašto je tako moralo da bude, zašto nijedno od nas dvoje nije zadržalo tu priču, ali tako je bilo. Otišao je da kupi kartu kod vozača i vozač je slučajno pocepao malo više kartu. On je toliko vikao na njega, on koji je bio toliko smiren... nisam mogla da ga prepoznam Vozač je rekao: "Ne brini, neću se odvajati od nje do Milana".

Autobus je kasnio i to nam je otežavalo, kao da smo hteli što pre da pobegnemo jedno od drugog, da se što pre završi drama koju smo proživljavali, on sa groznicom na usnama a ja sa mojim čuvenim tupavim osmehom. Međutim, kao za baksuz autobusa nije bilo, a on je morao da ode da proveri auto zbog parkinga i zamolio me je da ne odem, da ga sačekam i da će doći za minut. Kako to obično biva, kako je on otišao, autobus je stigao požurivajući sve putnike jer je kasnio. Došlo mi je da svisnem. To je bio jedini autobus do Milana da stignem na sledeći seminar i vozač mi je rekao: "Hajde". Gledala sam okolo tražeci Marka. Nije dolazio. Ne znam kako sam prenela torbe do autobusa i čekala, nisam htela da se pomerim dok on ne dođe, makar izgubila. Onda sam videla njega jer sam stajala na mestu na kome sam mogla da vidim mesto gde smo sedeli. On je dotrčao i, kada je video da me nema, izgledao je u tom momentu kao ljudi sa onih slika iz galerije u kojoj smo bili, a onda sam vrisnula tako jako: "Markoooo", da se čitava stanica okrenula. Na svu sreću, bila sam grlata na moju baku i osmeh se pojavio na mojim usnama,a a on se zatrčao ka meni. Autobus je čekao da krene, stajali smo jedno naspram drugog i on mi je pružio ruku, pa mi smo bili prijatelji i gledali smo se oči u oči a onda me je tako jako zagrlio da sam mislila da će me slomiti. Ne znam zašto sam otišla iz tog zagrljaja, nije me puštao, vozač je vikao da kreće. Utrčala sam u autobus, a on mi je rekao: "Umalo da zaboravim - tvoja kašika za jogurt!" Neverovatno je bilo koliko je i tada, dok sam odlazila, brinuo o meni, a ja sam mu dala poklon - medu i razglednicu na kojoj sam napisala "For my best open tour in Roma, i will never forget you". Sela sam kraj prozora, a on je otvorio poklon tako što ga je raskomadao, tu je ličio na mene, i kada je video samo smo se gledali. Prislonila sam prste na staklo, autobus je krenuo i videla sam njega kako hoda za autobusom, a zatim je počeo da trči. Uspela sam da ga vidim još jednom, mahnula mu i nestao je u daljini. Tupav osmeh je nestao i suze su se same slivale. Nisam skidala naočare, gledala sam negde u daljinu, plakala sam opet. "O, Zorana", pomislila sam, "hoćeš li prestati da plačeš, ikada?" Tako sam zaspala. Probudila sam se negde na pola puta do Milana. Sve što se dešavalo me je toliko izmorilo. Mislila sam da je gotovo i nisam ni gledala u telefon i samo sam razmišljala kako nisam imala ni mrvicu napada kada sam bila sa njim, kako sam bila druga osoba i kako su ti divni osećaji utoplili moje srce i zalečili hiljadu rana u samo nekoliko dana koje sam provela sa njim. Marko je bio jedan od onih ljudi koji mi je svako jutro donosio činiju punu voća i umeo da primeti tačno koje sam pojela a koje nisam. Pažnja koju sam imala je bila neverovatna, kao da sam dobila nešto što nikada nisam imala, zatvorena u mojoj sobi i mom svetu straha sve ove godine. Kada sam pogledala u telefon, videla sam "brdo" njegovih poruka, nisam mogla da verujem i to me je zbunilo još više jer dogovorili smo se da budemo u kontaktu, ali samo kao prijatelji i da ne potežemo druga pitanja kao što i nismo. Napisao mi je: "Ovih šest dana su bili najlepši u mom životu! Hvala za sve što si mi pružila, dok sam živ to nikada neću zaboraviti". Mislila sam da je to kraj i da je bila samo oproštajna poruka, ali kada sam stigla u Milano, on je zvao da proveri da li sam dobro stigla i našla taksi. Pričao je glasom tako tužnim, jedva je govorio, mislila sam - možda jednom mi, možda, ali ne. Pokušavala sam da razumem zašto se meni baš dešavaju te priče toliko čudne i izgubljene. Da li je Mr. Perfect i dalje je bio blokada u mom životu. Nisam više bila sigurna a znala sam samo da nisam imala više snage da tražim sreću u mom ljubavnom životu i da sam bila veoma umorna od svega toga. Dobro sam zapamtila šta smo se dogovorili i nisam puno obraćala pažnju na poruke. Ja sam bila jedna od onih koje takva stvari shvataju ozbiljno. Posvetila sam se novom seminaru, ali bila sam tužna. Nosila sam svuda njegovu kašiku. Tih dana, kao za maler, je u Milanu bila reklama sa pesmom „Ain't no sunshine when she's gone" i u svakom tržnom centru, kafiću, gde god bih ušla, čula bih tu pesmu. To me je tako podsećalo na njega, dok bih "La solitudine" pevušila u sebi. Zbog seminara smo ustajali veoma rano i bila sam srećna što učim i dalje, mada, moram priznati, da sam svaki put kada smo koristili voz ili metro samo buljila u natpis "Roma - termini stanica" i imala snažnu želju ne da kupim kartu već da odletim dole. Nedostajao mi je. Nisam imala računar kod sebe a onda mi je on poslao poruku da mi je poslao mejl, sa pitanjem da li sam uopšte videla. Šta mi je vredelo i da vidim. Za vreme mog boravka u Milanu sam dobila dosta poruka uvek sa istim tekstom kako me nikada neće zaboraviti a meni se već više smučilo da mi svi govore da sam "žena-zmaj" i da me nikada neće zaboraviti. Htela sam već jednom da ovaj zmaj bude srećan, ali ne. Nisam bila više sigurna da li je to bio splet okolnosti ili sam ja bila takva. Dobro je bilo što u Milanu nisam ni imala vremena da mislim i da analiziram. Šta bi tek bilo da sam imala taj luksuz. Bila sam sa učiteljem iz Beograda i njegovom devojkom, pa je samim tim sve bilo drugačije. Stigla sam u Beograd i moram priznati da nisam imala problema sa fobijom na aerodromu. Znala sam da, ako niko, Mlađa će biti srećan. Zatrčala sam se kod mojih, gledajući mamu koja kao da je želela da pročita u mojim očima šta je bilo i da li je bilo dobro. Nisam ni bila svesna da sam uspela, koliko sam patila i dalje nisam ponovo mogla da se obradujem mom uspehu koliko mi je bilo teško. Kao da sada taj put i nije bio ništa strašno. Kada je dobro čovek ume da zaboravi koliko je srećan pa sam i ja u tim momentima zaboravila koliki sam uspeh postigla mojim samostalnim odlaskom u Italiju sa dijagnozom agorafobije. Konačno sam videla njegov mail. Poslao mi je dve slike sa njim i kucom koju sam prvo ugledala na ulazu u hotel i opet isti tekst. Odgovorila sam mu na mail i konačno ponovo bila u mojoj sobi nesvesna svega što mi se desilo i da sam zaista smogla snage da odem u Italiju i da uspešno prođem časove i seminar. Te večeri sam ponovo zaspala sa mojom čuvenom knjigom u ruci kao i one noći u hotelu. Kao da sam držala deo mojih snova u rukama. Možda još uvek pod utiskom one Fondente čokolade, tu noć sam sanjala čudne snove, Marka i ko zna šta sam bulaznila kada je mama došla u moju sobu i probudila me. Bila sam mokra. Kada sam se osvestila, pogledala sam u računar koji nisam ugasila, na ekranu je bila Markova slika sa kucom u mejlu koji nisam ni zatvorila. Sledećeg jutra sam šetala Beogradom mnogo snažnija nego ikada, ali sam patila za Rimom. Beograd kao da mi je vratio moje tužne dane, sećanja na prošlost, ali opet volela sam moj grad. Od prošlosti se nije moglo pobeći, osim što sam odlaskom uspela bar za tren da zaboravim sve što je bilo. Svi su mislili, sudeći po njegovim mejlovima, da ćemo Marko i ja biti zajedno, ali ja sam osećala da nećemo.

Bilo je mnogo njegovih mailova, a ja kao da sam želela da prestane, nije imalo smisla. Nakon toga sam imala ponovo težak period u porodici i sa drugim stvarima, ali Rim kao da mi je dao malo vere da ću jednom biti srećna u nekoj takvoj priči. Vratila sam se mojim časovima i plesu, a onda sam dobila jos neke mogućnosti da možda upišem baletsku akademiju u Rimu. Nisam znala kako to da izvedem, ali prosto se nametalo. Bila sam orjentisana samo na posao. Osim tuge i praznine, napada više nije bilo. Nakon tog puta moja agorafobija je nestala. Bila sam srećna zbog toga, iako sam patila za Markom i bilo je mnogo odluka za dalje u mom životu koje je trebalo doneti, radila sam koliko god mi bilo teško makar malo i pratila put da će vežbom sve doći. Nekada sam bila lošije, nekada bolje, ali sam uvek radila a onda čini mi se da me je stigao malo umor i kao da mi je trebalo da se odmorim negde uz nekoga. Svakodnevni časovi i puno toga bez ičega drugog- nisam izlazila, nisam se družila. To me je malo umorilo, ali moja ljubav mi je uvek dala snagu da ustanem. Trebao mi je odmor, ne seminar, ali ja kao da to nisam sebi mogla da priuštim. S obzirom na mogućnost da sam dobila priliku da upišem baletsku akademiju u Rimu, a i zbog vrste joge koju sam želela da naučim, krenula sam na časove italijanskog. Prva lekcija na prvom času kada sam otvorila knjigu počinjala je "Io sono Marco. Marco e a Roma." Brzo sam zatvorila knjigu. Devojka koja je predavala rekla mi je da pročitam, a u meni se tako nešto steglo u grlu, nisam mogla da verujem kao da me je svuda pratilo. Vremenom su kontakti postali slabiji, a ja sam preživlajavala mnoge drame kod kuće. Umro mi je i deda koji mi nije bio rođeni deda (ali kao da je bio) već drugi muž bake koju sam volela najviše na svetu. Sa njim kao da se završilo moje detinjstvo. Setila sam se mog praseta, mojih životinja kada sam bila mala i sveta o kojem sam sanjala. Plakala sam kao kiša i ni sanjala nisam da ću se u međuvremenu toliko izgubiti u vremenu.

Obožavala sam tu baku jer jedino kod nje sam znala da se zatrčim i sakrijem kada me čitav svet naljuti, mnogo mi je nedostajala. Ona kao da je oduvek bila moj čuvar i ja sam nosila njeno ime. Teško je bilo prihvatiti njen odlazak.

Sve to i umor me je dotukao i ja sam sanjala samo o Rimu, o tom gradu u kome sam bila tako srećna. Mr. Perfect se javljao, ali nakon toliko godina nisam mogla više da definišem moj status sa njim. Znala sam da je on bio pored svih ostalih priča koje su podsećale na ljubav centralne tačka mojih osećanja. Znam da nekim delom one nisu ni postale "prava ljubav" zbog njega. Da li zbog straha ili ljubavi, ni sama tada više nisam znala. Samo sam razmišljala o tome kako da odem u Rim. Čovek valjda uvek juri za srećom, ali nikako nisam mogla da skupim dovoljno novca i kako god okrenula, falilo mi je dvesta evra. Bilo mi je glupo otići u Rim, a ne otići na časove, pored svih lepih uspomena i emocija to je bila svrha odlaska. Bio je to jedan od onih trenutaka kada ne možete da sačekate jos mesec dana da odete da zaradite, trenutak kada sve stigne. Nisam želela da pozajmim od nekoga i tako sam rešila da odustanem, kada je neko pozvonio na vrata. Mama i ja smo sedele očajne na krevetu po ko zna koji put razmisljajući kako možemo nabavimo čudesnih dvesta evra, ali kako god bilo i kako god okrenuli, nismo uspeli. Nije to bila neka velika suma novca, ali nekada se tako podesi. Bila sam sva nikakva kada sam se odgegala do vrata sa znakom pitanja ko je to sada mogao biti. Kada sam ugledala poštara koji je rekao: "Isplata penzije. Da potpišete!", bila sam zbunjena - kakva isplata penzije?!Kada je rekao 21000 i nešto, tačno 200 evra koliko mi je falilo za put, više se nisam razmišljala da li da potpisujem ili ne. Bila sam zbunjena, poštar je otišao i ja sam se vratila kod mame u sobu. Pitala me je "Šta ti je to u ruci"? Rekla sam: "200 evra koje nam je falilo!" Nisam više ništa obašnjavala jer obe smo ustale i počele da skačemo od sreće. Toliko smo prethodnih noći i dana razmišljale kako da ih nabavimo, a onda su se one same pojavile. Bile smo u čudu, čija je to penzija. Deda je umro, nije bilo više penzije. Onda smo pomislile možda je greška jer je deda umro skoro, a onda smo pročitali da pošto je moj deda nasledio bakinu penziju, da je ovo bila neka zaostala isplata od mnogo godina pre koju nisu isplatili baki za vreme njenog života i sada kada je i deda umro to se isplaćivalo. Mama je samo rekla: "Baka ti je poslala!", i ja sam se slomila, suze su same išle, ne verujući u to sve šta se dešavalo. Ona me je uvek čuvala, uvek i kada sam bila mala i kada mi je falilo novca, ona je dolazila i vadila iz njenog prslučeta novac za mene.

Da, bilo je to čudno mesto za držanje novca, rezervisano uvek za mene, blizu srca. Oduvek me je čuvala.

Čitav taj dan sam vraćala uspomene i sećala se dana provedenih sa njom. Kada sam bila mala, pričala mi je priču o unuci koja je spasla baku i ja sam sanjala da jednog dana mogu da njoj pomognem. Bila je jos živa kada sam se razbolela i teško je to podnosila, pogotovo što je i nju bolest isto zahvatila. Jednog dana kada sam vežbala da idem po kraju pokušavajući da odagnam moju fobiju i kada mi je bilo baš teško, svratila sam do nje. Našla sam je umalo ugušenu. Mislim da se u čoveku tada pojavi snaga, pa tako od skrušene mene, otrčala sam po taksi i maltene nju ogromnu nosila na leđima samo da je uguram u kola i da je odvezem u hitnu pomoć. Zaboravila sam i knjižicu i sve, ali smo stigli na vreme da joj daju infuziji i niko mi nije ni tražio knjižicu jer niko nije imao takvu priču kao nas dve i niko nije imao takvu baku kao što sam je ja imala. Sedela bih pored nje i gledala je. Mnogo sam je volela i čini mi se da ta naša ljubav budila mnoge jer svi bi stali i gledali nas. Pa su i doktori taj put samo rekli da za knjižicu nema problema. Shvatila sam da, iako pre dolaska kod nje, nisam mogla da hodam normalno, želja da spasem nju je probudila u meni želju da ozdravim i ja sam uspela da je odvedem do bolnice. Uletela sam unutra tako energično da niko ne bi pomislio da sam uplašeno agorafobično biće, ali kada se to završilo, ja sam se vratila u svoj agorafobični svet.

Od tada baka se baš razbolela i više nije bila ista, kao ni deda. Njemu su odsekli nogu i sve to je uticalo na nju da bude samo jos lošije. Ja sam bila bolesna i sve je bilo baš nekako po zlu, a ona je navikla da uvek može da pomogne, ali tada nije više bila u mogućnosti. Noći smo provele zajedno pre nego što su dedi koji je dobio gangrenu odsekli nogu. Za sve nas, to je bio samo još jedan udarac. Vozila sam je u hitnu i vraćala, ali mi se uvek činilo da sam tada bila zdrava i da sam radila, da sam mogla da je spasem i da je odvedem negde daleko od svega. Poslednji put sam je odvezla u bolnicu sa komšijom koji je živeo preko puta nas i ona je u koliima nasred hodnika počela da plače. Pitala sam je zašto plače a ona se okrenula ka doktoru i rekla „„Je li vidite? Ovo je moja unuka, moja unuka ona me je uvek spašavala, ona me je spasla i da nije bilo nje, ja ne bih bila živa, ali ovo sada je kraj". Srce mi se steglo i pitala sam se zašto tako priča. Tih dana, nakon toga, sam, kao da sam znala, odlazila jedva u bolnicu i poslednji put kao da nisam mogla da odem. Ostala sam kod kuće da spremam ispit. To je zaista bio kraj. Umrla je.

Dugo nisam bila svesna toga da je nema. Izgubljena u uspomenama, gledala sam u kutiju koja je bila njena, u kojoj je čuvala svoje stvari i sliku koju smo napravili svečano samo nas dve. Smejali su nam se svi tada jer smo se obukle veoma lepo posebno zbog te prilike. Ja sam imala deset godina i otišli smo u fotografsku radnju da se slikamo. Rekla je da imam uspomenu. Sada je to bila uspomena! Gledala sam tu sliku i kao da je bilo juče i kao da sam je još čula kako kaze: "Moja unuka!" Svi su me znali kao njenu unuku.

Pogledala sam oko sebe i trebalo je da budem hrabra da se vratim u stvarnost i da kupim kartu, kada me je tata pozvao i pitao da li njegova prijateljica i ćerka mogu da idu sa mnom u Rim. Obradovala sam se i tako sam dobila društvo za Rim. Nakon svega opet niko ne zna zašto, Marko i ja smo se dogovorili da se ne vidimo. Niko nije znao zašto nakon pet meseci mejlova i noćnih mora, ali prihvatila sam da stvari u mom životu budu takve, na neki način neobjašnjive. Da li bi mi opet neko verovao ili ne, ne bi! Svi su mislili, koji su i imali prilike da vide njegove mejlove, da ćemo se videti ali ne. Kontaktirala sam mog učitelja joge i rekla da stižem i radovala sam se mom putu, a i on.

Kada sam došla u Rim ponovo su uspomene navirale sa svih strana. Nisam odsela u Markovom hotelu, već u hotelu u kome je prvi put trebalo da ostanem, a koji je bio popunjen u momentu kada je trebalo da izvršim rezervaciju, tako da sam bila udaljena maltene 800 metara od njega, samo ovaj put još bliža školi.

Tada sam ponovo imala neki novi doživljaj Rima i tu noć kada sam došla zamolila sam ih da odemo da se javimo učitelju, iako je bilo kasno. Na moju sreću, bio je još uvek u školi, obradovala sam se veoma što ga vidim ponovo i dogovorila se za časove narednih dana. Ujedno je i mojim prijateljicama pomogao i objasnio gde se nalaze dobra mesta za šoping. One u početku nisu znale za priču o Marku, a ja sam imala želju da prođem pored njegovog hotela i da odem do Vile Borghjese, pa sam ih pitala da li žele sa mnom. Srce mi je kucalo sto na sat kada sam prolazila pored tog mesta gde sam bila toliko srećna. Videla sam njegova kola i otrčala ka tom prelepom parku koji je bio u blizini njegovog hotela. One prvo nisu razumele, a onda sam im objasnila. Mnogo toga se promenilo u Rimu, bila sam ovaj put sama bez Marka i žena mog učitelja se vratila u svoju zemlju tako da je ovaj put sve bilo drugačije. Nedostajala su mi ta lica iako nismo mnogo vremena proveli zajedno. Otišla sam sledeće jutro sama u Vili Borghjese i pokušavala da nađem jezero, ali nigde ga nije bilo. Tada sam opet pomislila da sam odlepila i sve redom sam zaustavljala i pitala gde je jezero i svi su me gledali u čudu.

Da nisam imala sliku pored jezera mislila bih da sam ja to zaista sanjala. Ponovo sam bila na časovima srećna i zadovoljna i ovaj put upoznala neke nove ljude i nove tehnike. Volela sam da učim i to me je toliko ispunjavalo i rekla sam učitelju da želim da kupim novu knjigu, ali nisam mu rekla koju. On mi je doneo knjigu - baš koju sam želela i ja sam ga pitala kako je znao da želim baš tu. Rekao je da nije zaboravio da sam prošli put želela tu. Nasmejala sam se jer bilo je zaista teško platiti i časove i smeštaj i knjige i sve ostalo što je bilo neophodno, ali svaki put sam dobijala nešto novo i upijala to kao sunđer. Još je samo trebalo da poređam kockice u mojoj glavi šta zaista želim.

Taj put sam želela da odem i do "Academie di danza "gde sam mogla da upišem master studije. Imala sam tremu da odem tamo i prvi put sam krenula i vratila se jer tog dana su u Rimu bili štrajkovi, nije bilo baš prohodno u tom delu, pa sam ostavila za sledeći dan. Ja sam išla na časove, a moje prijateljice u obilazak i šoping i posle smo bile zajedno. Tog dana smo krenule zajedno da pronađemo moju akademiju i ja sam bila presrećna. Osećala sam se kao u mom filmu snova jer to je bila i moja priča i priča mnogih koji nisu imali uslova ili zbog nekih drugih okolnosti nisu mogli da upisu školu. Bila sam plesač godinama i igrala razne vrste, ali ovo je bilo mesto iz moja mašte o kome sam mislila kao devojčica. Kada sam smo stigli, samo što se nisam zatvorila u salu ne želeći da izađem kao nekada u mojoj sobi, u mom ormanu, samo što ovaj put ne od tuge i straha, bila sam jednostavno presrećna. Dodirivala sam zidove, igrala po stepenicama i uzela moju prijavu. Moje divne prijatlejice su me pustile da uživam i bile velika podrška u tim momentima, bila sam tako srećna, to mesto me je činilo tako srećnom. Nakon toga sam želela da odem da sednem na klupu u Vili Borghjese i da pokušam ponovo da pronađem jezero. One su nastavile da obilaze Rim, a ja da u Vili Borghjese pored jezera pronađem i moj mir. Bilo je to tako čudesno mesto, jedino me je nerviralo to jezero. Mnogo "EMOCIJA" je bilo u mojim grudima. Uspomene su samo navirale jedna za drugom. Dok sam išla ka Vili Borghjese, naletela sam na neki papir koji se zalepio za moju čizmu. Kada sam pogledala na njemu je pisalo "Marco".

Zastala sam, nisam mogla da verujem, osetila sam slabost u nogama i požurila da što pre stignem do klupe u parku da sednem. Markov hotel sam zaobilazila naširoko. Klupa je donela olakšanje. Izvadila sam čuvene minđuse iz moje torbice i gledala ih. Želela sam da ih ostavim tu kao uspomenu na šest predivnih dana. Bilo je vreme za časove joge. Ostavila sam ih na klupi i krenula, ali onda sam se vratila po njih i tako još nekoliko puta. Da me je neko gledao, pomislio bi verovatno da me opet drma sindrom "odlepitisa", ali nije mi bilo svejedno. Ko zna koliko je to trajalo i da nisam morala na časove, verovatno bi me uveče moje prijateljice pronašla tu kako se još uvek dvoumim. Na kraju sam ih zgrabila i brzo otrčala do hotela da ne zakasnim u školu. Sledeći dan smo otišli do magične "Fontane de Trevi" i ja sam dobila ideju da tu ubacim moje minđušice a zatim sam ih ponovo spuštala u vodu i vadila. Moja prijateljica se šalila i rekla kako treba da me umiju i da mi zarone i glavu, ali ja sam bila maltene blizu akcije da uskočim u Fontanu de Trevi sa sve čizmama, ako je to bio način da pronađem moju sreću. Već sam videla natpis u novinama narednog dana "Instruktorka joge uskočila u Fontanu de Trevi iz očaja". Nisam ih ostavila i dan danas ih čuvam u mom novčaniku. Ona pokidana još uvek tako stoji. Jednom sam probala da je popravim, opet se pokidala. Neke stvari se ne daju popraviti. Te minđuše nisu bile uspomena samo na Marka, već na te predivne dane kojih sam se toliko plašila, a prvi put u tim danima sam zaista zaboravila na moju agorafobiju. Možda ću ih jednog dana ostaviti.

Jedne večeri kada sam se vraćala sa časova, padala je kiša i primetila sam nekoga da stoji na motoru u kabanici blizu mog hotela uvijen kao da je rat napolju i da me posmatra. Nešto me je secnulo i pomislila sam: "Kakav lik!", a onda, kada sam ušla u hotel, pomislila sam - šta ako je to bio on?!

Oprostila sam se od njega, neke stvari je bolje ostaviti takve kakve jesu. Rim je u meni ponovo budio lepa osećanja i imala sam moju školu joge u kojoj sam blistala. Dogovarala sam se za dalje sa učiteljem i tog puta otišla iz Rima sa mnogo odluka koje sam morala da donesem u budućnosti i što se tiče master studija i škole i opredeljenja u jogi.

Sa Markom sam se od tada čula samo jednom, bili smo dobro oboje, ja samo sa mojom nerealizovanom pričom sa Mr.Perfectom. Uvek me je samo neka pesma podsećala na to, ali ja sam imala moj način da isplešem moju tugu, bila sam jača.

Marko je možda bio tu da mi pomogne da ne budem sama kada sam došla prvi put ili sam barem ja to tako prihvatila. Bila sam zahvalna.

Vratila sam se u moj svet i moj odlazak u Rim je ipak raščistio nedoumice koje sam imala.

XI

POBEDONOSNA ŠETNJA SA VERNIM PRATIOCIMA

Nastavila sam sa časovima i za svaki moj izlazak u novinama ili performans, odmah bih prvo otrčala da javim Mlađi, čoveku koji zauzimao posebno mesto u mom srcu, čoveku koji bi mi slao poruke tačno u dvanaest svake Nove godine koju sam morala da provedem sama u mojoj sobi.

Malo sam zastala jedne večeri, umorila sam se, bile su to burne godine za mene, veoma burne. Kao da nisam mogla da se "opasuljim" da sada mogu da uživam u trenutku, da sam ozdravila, da konačno mogu da živim normalno, da mogu da uživam, a nisam ni imala vremena da shvatim sve to. Od svega ostao je jedan veliki unutrašnji spazam na mom vratu kao da je skupio svu bol za sve ove moje godine koje sam prošla ali i kada bi me boleo, ja bih ušla u jednu od asana i prošlo bi. Trebalo ga je razbijati polako, podsećajući sebe da sam dobro, da je prošlo sve.

Divan čovek iz čijih knjiga sam naučila dosta o ishrani mi je rekao: "Vreme je da počne novi život". Čudno je bilo to. Kada sam se razbolela, sve što je bilo vezano za njegove savete o ishrani i o ostalom, ja sam znala svaku knjigu skoro napamet. Bio je drugačiji. Koliko god drugih knjiga iz oblasti ishrane pročitala, sve se vraćalo ka njemu. Prvi put sam ga srela pre nekoliko godina, dovela sam mamu da je pregleda.

Mama i nije bila tako zainteresovana za alternative, ali je došla. Sedele smo u čekaonici, čekajući naš red, kada nas je pozdravio. Ja sam ušla, on je zatvorio vrata i pitao me šta je problem. Zabezeknuto sam gledala u njega i rekla: "Ali, ja nisam pacijent, pacijent je moja mama, a ona je ostala ispred". Nakon toga mama, žena koja je radila kod njega i ja smo se toliko smejale tom događaju. Neko je imao idole iz muzike, glume a ja sam se divila njemu. Nije bilo lako biti kao on. Trebalo je ubediti nekoga da kiseo kupus nije zdrav. Mom tati je taj kiseo kupus najteže padao, pažljivo ga je spremao svake godine. Žao mi je bilo što tada nisam i ja otišla kod njega, ali kao da sam od silnih ciljeva i večitog straha da li ću ozdraviti zaboravila na sebe. Ishrana - tako bitna stvar. Sve ove godine sam provela uz njegove knjige. To je bilo kao da vam je neko toliko pomogao, a da nije bio tu. Srela sam ga ponovo baš onda kada je bilo najpotrebnije.

Kada razmislim, ne, nisam mogla da verujem, šta se sve desilo, ne, jednostavno nisam.

Sedela sam te večeri na ljuljaški u mojoj bašti i uspomene su se vraćale.

Mama je izašla da vidi gde sam, znala je kada se povučem da ili plačem ili strahujem. Bilo je to kao navika. Taj put sam se smejala. Moja majka me dugo nije čula da se smejem jedino od smeha što sam imala je bio moj tupavi osmeh kojim sam skrivala bol. Ona je još dugo, dugo vremena nakon svega kada bi me čula da se smejem mislila da plačem i brzo utrčavala u moju sobu. Prošle smo pakao zajedno za sve ove godine ali ona je bila moj najveći oslonac, moja najveća podrška onda kada sam bila zalepljena malte ne za patos i kada nisam želela da ustanem kada sam odustajala od borbi, ona je brisala svaku moju suzu i zajedno smo i vikale i smejale se i svađale se i plakale, ali smo uspele. Ne znam ko bi izdržao sve ono što je ona izdržala za sve ove godine sa mnom i dala toliko bezuslovne ljubavi. Bilo je trenutaka kada se zaista činilo da nema izlaza i kada nije razumela šta se dešava, pravila se da je razumela. Tatu smo uvek čuvali od svega jer on nikada nije prihvatio da sam bolesna. Podrazumevalo se da je bio u pravu, naročito sada kad sam ozdravila. Mama je imala "Reumatoid artrits", ali je uspela da stavi noge iza glave. Moja mama je moj heroj!

Osetila sam da se moja ljuljaška pomera i s obzirom da sam odrasla kao D' Artanjonova kći koja je naučena da stalno bude u pripravnoj poziciji, pomislila sam - šta je sad ovo?! Tada sam videla dva zelena uveta i dugačak rep.

Bio je to moj mačak koji je pokušavao da se popne kod mene na ljuljašku. Mazila sam ga, a onda je dotrčao i moj pas. Tata je izašao napolje da sedne na mesto na kome je obično sedeo da popije svoje pivo, bilo je bitno da bude ono malo flaširano, mama je vikala po običaju na nas nešto iz kuhinje jer uvek bismo učinili nešto što nije trebalo. Poslala sam poruku mojoj snajki i kumi i uživala u mojoj maloj porodici i sreći koju sam imala u tom trenutku.

Bilo je to jedno obično veče, a za mene tako posebno. Poljubila sam ih sve redom i svako je izvršavao svoju rutinu, kao da se ništa nije desilo, kao da nije bilo toliko godina bola. A onda desilo se još jedno čudo - pozvao me je Mr. Perfect i želeo da mi pomogne da otvorim sajt jer sam ga jednom pitala za to. Nikada tako dugo nismo pričali telefonom i znam da je negde u dubini duše tražio način da učini nešto za mene, pa je to uradio na njegov način. Ma koliko to bilo teško, nije bilo teško kao ono što sam jedino želela sve ove godine, a to je da me zagrli. Rekao mi je, kada sam mu pričala o svojim planovima, da ne budem "tu neki instruktorčić na Zvezdari i da treba da budem svetska!" Nisam to zaboravila. Osetila sam toplinu i zbunjenost. Tražio je reči da mi pomogne da bude tu, znam. Mnogo toga smo prošli zajedno i on će uvek biti moj vanzemaljac, kako sam ga zvala. Završili smo razgovor, a moj mačak je ležao u nekoj čudnoj pozi i čini mi se kao da je kopirao moje asane i nasmejao me, a ja sam kucala poruku Mr. Perfectu. Rekla sam mu kako ću za njega uvek doleteti sa kraja sveta, ali da ne želim da mi pomaže za neke stvari koje je tada želeo i da dobro zna da ga ja nikada nisam ostavila, već da je sam doneo svoju odluku i zamolila ga da pokušam sa svojim životom jer bilo kakav kontakt sa njim mi to nije dozovljavao. Najbitnije mi je bilo da ga ja nisam ostavila, da ga nisam ostavila zbog njegovog straha jer to je ono što me je mučilo godinama. Ne samo zbog toga, volela sam to čudno biće. Bilo je teško odvojiti se od njega, od te sulude priče, od njega koji je kroz razne emocije bio moj najveći motiv da istrajem da li kroz bes, kroz tugu opet, kroz sta drugo, nego kroz emocije. Znam samo da ću uvek biti prezahvalna što sam ga upoznala.

Bezuslovna ljubav možda ipak postoji, samo treba biti spreman i prihvatiti je. To je možda bilo teže nego poverovati u nju.

Bilo je zaista mnogo uspona i padova, mnogo, samo ja znam koliko i znam koliko još stvari nisam napisala a koje su bile možda i teže, ali i ovo je bilo dovoljno. Kao što bi Rika Zarai rekla - i za ovo je bila potrebna hrabrost. Sada sigurno znam o čemu je pričala. Jednom sam pomenula na mojim časovima kako sam hipersenzibilna i niko mi nije poverovao. Znam da će se mnogi iznenaditi kada budu ovo čitali i da neće prepoznati u svemu ovome "čeličnu ženu – zmaja" sa uvek onim mojim tupavim osmehom na licu. Znam i da ova knjiga može da promeni mnogo toga u mom životu, ali više se ne plašim i ne brinem šta će ko da misli.

Toliko godina sam živela u tome, nesigurna i preplašena od svega i ako ova moja priča pomogne barem jednoj osobi da istraje u nečem sličnom, ja ću biti presrećna.

Polagano je vreme prolazilo i bilo je skoro vreme za spavanje, pogledala sam još jednom poruku od Mr. Perfecta. Pozdravila sam se sa njim iznutra i poželela sam da malo prošetam jedan krug pre spavanja. Krenula sam, a za mnom su išli moj mačak i pas. Smejala sam se jer nikada nisam videla mačka koji ide kao pas i koji zna da sedne kada mu kažeš. Ovaj moj je išao i bio preplašen od svega. Tvrdila sam da je to "pokupio" od mene, kako bi mama uvek rekla: "Kakav gazda, takav mačak!".

Noć u mom kraju je bila divna i ja, kao da sam htela da proverim za svaki slučaj da li je sve ovo istina da li zaista mogu da hodam sama, krenula sam. Imala sam, istina, i pomoć - mog nesutrašivog mačka i mog psa koji je bio najpoznatija faca u kraju.

Čekalo me je mnogo novih odluka i prošlo je mnogo napora, mnogo boli u ljubavi, ali ja nisam odustajala, ja sam verovala u moju bajku. Samo sam zastala te večeri, želeći da možda sebi pružim mali odmor i da za tren podsetim sebe da konačno mogu da budem slobodna i srećna, da mogu da idem sama i bez ikoga, da ponovo vidim osmehe na licu članova moje porodice, da mogu da učim… Da, bio je to ovaj momenat i bio je to najveći blagoslov koji sam mogla dobiti.

Recenzija

Knjiga koju držite u svojim rukama je vrlo iskreno iskreno opisala deo Zoraninog života, njen rad oko niza složenih problema, kojima se autor smelo suprotstavlja, uvek tražeći najbolja rešenja.Pisanje ove knjige bila je velika Zoranina pobeda nad samom sobom, svojim strahovima i nesigurnošću. Knjiga je bukvalno natopljena emocijama, ili što je najvažnije Zorana kroz tekst zajedno sa čitaocima raspetljava veoma zamršeno klupko problema sa kojma sa svako od nas često suočava.

Pre par meseci, u moje savetovalište došla je Zorana lepa i kvalitetna žena, koja je maksimalno pokušavala da prikrije svoju lepotu i kvalitete kao da oni ne postoje, došla je da radi na sebi. Bila mi je čast da se potrudim da njoj pomognem na njenom putu samusavršavanja. Na tom putu Zorana je pokazala izuzetnu marljivost i odgovornost, postupno usavršavajući svoj pristup ishrani, unutrašnjoj higijeni svog tela ali i korak po korak osvešćujući i oslobađajući svoj život. Drago mi je što je počela da vodi računa o svojoj lepoti, da se više bori za sebe i da bolje kanališe svoja mnogobrojna interesovanja, a to je tek početak njenih pravih mogućnosti.

Ukoliko kroz svoj život težite ka samousavršavanju i napretku ova knjiga Vam u tome može biti od značajne pomoći.

Georgij Nazarov

Agorafobija

Nemački psihijatar, profesor C. Vestfal, uveo je termin agorafobija 1871.

Agorafobija je kovanica od grčkih reči fobija –strah i agora trg ili mesto okupljanja.

Savremena definicija agorafobije je vema slična onoj koju je dao prof. Vestfal. Američko udruženje psihijatara klasifikuje agorafobiju kao anksiozni pormećaj i na njihovoj listi dijagnoza agorafobija se definiše na sledeći način:

„Agorafobija je strah od boravka na mestima ili u situacijama iz kojih bi bekstvo bilo teško ili (neprijatno) ili na kojima ne bi bila dostupna pomoć u slučaju paničnog napada.Posledica ovog straha je ili nemogućnost putovanja, ili potreba za pratnjom van kuće ili trpljenje agorafobične situacije uprkos jakoj aneksioznosti.Česte, agorafobične situacije su odlazak van kuće bez pratnje, boravak u gužvi ili stajanje u redu, prelazak preko mosta o vožnja autobusom vozom il automobilom".

Najvažnija karaktersitika agorafobije je strah od straha, odnosno anksionznost u vezi paničnog napada.

Izbegavanje situacije smanjiće aneksioznost u tom trenutku ali je cena ovakvog ponašanja previsoka.Život postaje sputan a ovakvo stanje utiče na porodični i socijalni život.U težim slučajevima pojedina postaje vezan za kuću ili izlazi samo uz pratnju.Nemogućnost da se obavljaju svakodnevne aktivnosti izaziva osećaj krivice krivice i depresije. Zamislite majku koja ne može da odvede svoju decu u školu, kupovinu ili da ide sa njima na letovanje. Kao posledica javlja se osećaj krivice koji može dovesti do depresija.

Agorafobija je prisutna u velikom procentu.Istraživanja su pokazala da na milione ljudi u samo u Sjedinjenim državama pati od agorafobije.

Panični poremećaj

Panika predstavlja iznenadni osećaj ekstremnog straha koji vas preplavljuje.

Termin je u upotrebi još od sedamnaestog veka a izveden je od reči Pan-ima starogrčkog boga. Pan je pružao veliko zadovoljstvo ljudima svojom svirkom i štitio čobane i njihova stada ali je isto tako bio odgovoran za iznenadne i neobjašnjive strahove.

Američko društvo psihijatara klasifikuje panični poremećaj kao jedan od anksioznih poremećaja i u njihovoj listi dijagnoza panični poremećaj se definiše na sledeći način.

Osnovna karakteristika paničnog poremećaja je prisustvo učestalog i neočekivanog napada panike praćenog intenzivnim strahom od narednih napada i strahom od negativnih posledica ovih napada.

Neočekivani panični napad se opisuje kao,, kao grom iz vedra neba"i za dijagnozu paničnog poremećaja dovoljna su dva takva napada.Panični napad je stanje intenzivnog straha u kome se pojavljuju bar četiri od sledećih siptoma.

1.ubrzan, neravnomeran rad ili lupanje srca (povećan puls)

2.preznojavanje,

3.tremor ili podrhtavanje

4.osećaj nedostatka vazduha ili nemogućnost disanja,

5.doživljaj gušenja,

6.bol ili druga nelogodnost u grudima,

7.muka ili druga stomačne tegobe,

8.vrtoglavica, nestabilnost ili nesvestica,

9.derealizacija(osećaj da situacija u kojoj se nalazite,

nešto nalik bunilu)i depersonalizacija(osećaj gubitka svoje ličnosti)

10.strah od gubitka kontrole ili strah od ludila

11.strah od smrti,

12.osećaj obamrlosti ili utrnulosti,

13.hladni ili topli talasi po telu.

Panični napad nastupa neočekivano, razvija se i dostiže vrhunac veoma brzo(obično za manje od 10 minuta) i često je praćen osećajem nadolazeće opasnosti i nagonom da se pobegne.

Panični napadi se mogu doživeti kao „grom iz vedra neba" ali su oni obično reakcija na uverenje da nešto ugrožava naš osećaj sigurnosti.Bito voljen i zaštićen ili biti uspešan su neki od stanja koja s povezuju sa osećajem sigurnosti i kada je ovo ugroženo pojedinac može doživeti panični napad.Nakon, prvog paničnog napada sam napad se može posmatrati kao pretnja i pojedinac postaje zabrinut misleći na ponovni panični napad i neprekidno brine o mogućim posledicama ovog napada.Dalje, pojedinac može da optereti sebe mislima i ponašanjem koje povećava verovatnoću pojave novih napada koji može da dovede do paničnog poremećaja i da ga održava.

Preuzeto iz Priručnika

Kognitivno –bihejvioralna terapija

Mladjan Kudra

SADRŽAJ:

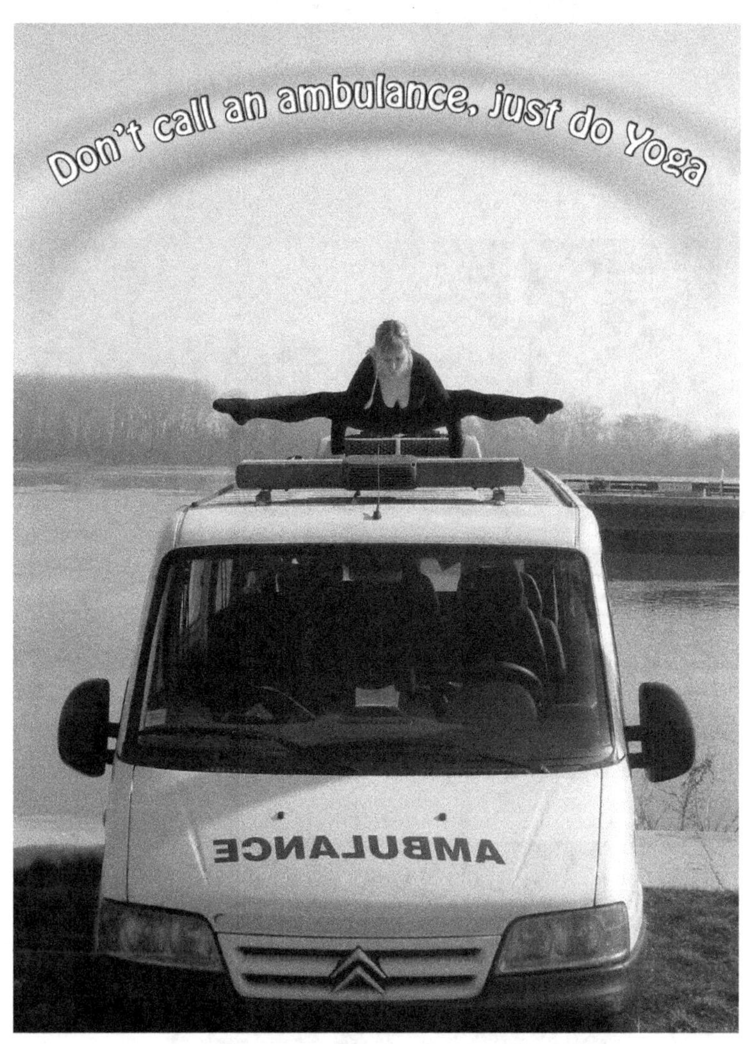
Don't call an ambulance, just do Yoga
AMBULANCE

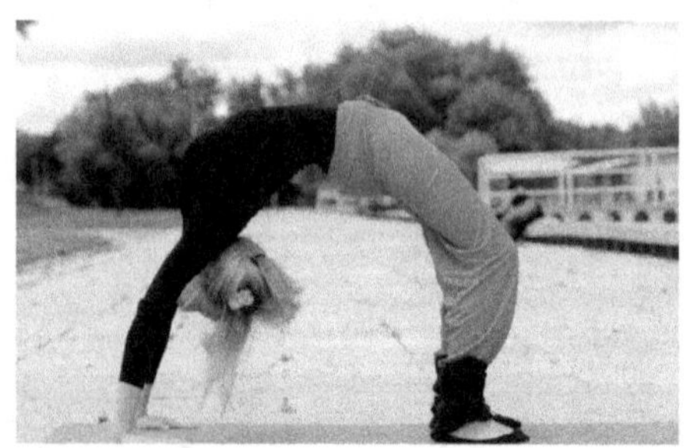

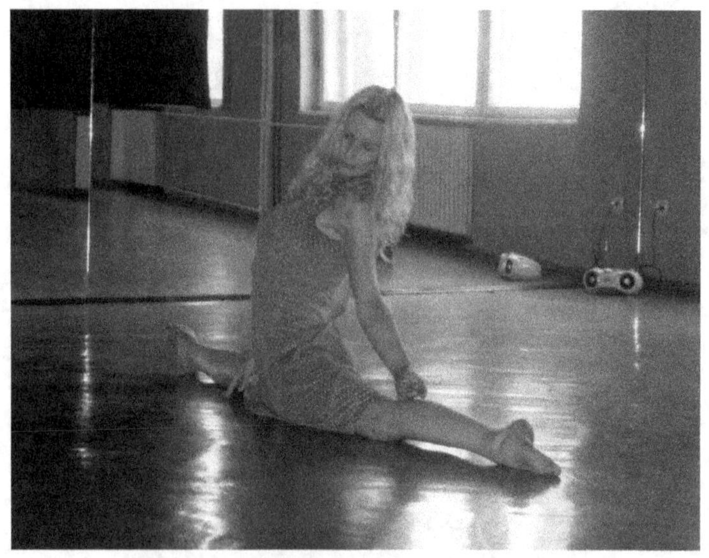

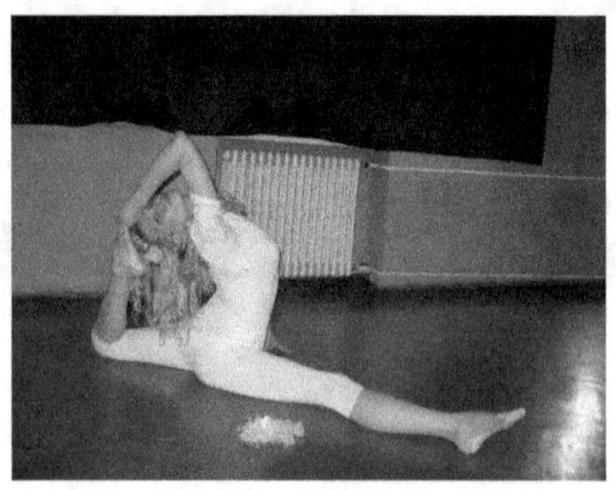

CIP - Каталогизација у публикацији
Народна библиотека Србије, Београд

821.163.41-94
613
159.947.3

МАТОВИЋ, Зорана,
  Ljubav, yoga i emocije / Zorana Matović.
- Beograd : Dijamant, 2013 (Beograd :
Dijamant print). - 160 str. : fotogr. ; 20 cm

Tiraž 100. - Str. 152: Recenzija / Georgij
Nazarov.

ISBN 978-86-89547-00-9

a) Матовић, Зорана (1980-) -
Аутобиографија b) Психологија успеха
COBISS.SR-ID 197779980